KNEE PAIN

膝痛

SELF-HEALING MANUAL

自愈手册

李树明 / 著　郝莹 / 绘

U0281201

電子工業出版社.

Publishing House of Electronics Industry

北京 · BEIJING

图书在版编目（CIP）数据

膝痛自愈手册 / 李树明著 . -- 北京 ： 电子工业出版社 ， 2025. 1. -- ISBN 978-7-121-49356-0

Ⅰ．R684-49

中国国家版本馆 CIP 数据核字第 2024UB3995 号

责任编辑：郝喜娟

特约编辑：吴　曦

印　　刷：三河市鑫金马印装有限公司

装　　订：三河市鑫金马印装有限公司

出版发行：电子工业出版社

　　　　　北京市海淀区万寿路 173 信箱　邮编：100036

开　　本：880×1230　1/32　印张：8.25　字数：165 千字

版　　次：2025 年 1 月第 1 版

印　　次：2025 年 1 月第 1 次印刷

定　　价：68.00 元

凡所购买电子工业出版社图书有缺损问题，请向购买书店调换。若书店售缺，请与本社发行部联系，联系及邮购电话：(010) 88254888，88258888。

质量投诉请发邮件至 zlts@phei.com.cn，盗版侵权举报请发邮件至 dbqq@phei.com.cn。

本书咨询联系方式：haoxijuan@phei.com.cn。

习近平总书记在讲话中对中医药工作作出重要指示，强调要遵循中医药发展规律，传承精华，守正创新。为了在医疗实践中落实总书记的指示，首都医科大学附属北京中医医院李树明博士将中医传统的针灸技术与现代疼痛科学相融合，开创了三联铍针疗法。这一独特疗法针对常见的颈肩腰腿痛疾病，以精准治疗、精确祛痛、精心康复为目标，显著提升了治疗效果，不仅为患者解除了痛苦，而且实现了生物-心理-社会医学模式在中医领域的突破，也是中医传统针灸的一次创新。

李树明博士是留学日本的医学博士后，他对西医和中医的基础理论与经典著作均有较为深入的探索。他认为在中医理论中，形与神构成了一个核心的概念，强调外在的身体组织结构与内在精神状态的统一，体现了形神一体的理念。他在实践中体会到，真正的疼痛治疗不应局限于对身体结构的调整，还需要关注患者的情绪、意识和认知状态，以达到身心的和谐统一。

他提出的"见与不见"治疗理念，旨在平衡和统一组织结构的纠正（治形以调神）与内在认知的调整（调神以御形），这涵盖了身体结构的调整和认知情感的治疗，是三联铍针疗法的理论基础，体现了中医的整体治疗观念和以人为本的人文关怀精神。传统中医理论视人为一个整体系统，生理、心理、情感和环境等多方面因素相互作用、相互依存。这种视角不仅强调人与自然的和谐共生，而且将个体的健康状态与自然环境的变化密切联系起来。

李树明博士认为西医的靶向治疗是科学性很强的方法，特点在于精准。但是在实践中，医者要充分考虑到疼痛点与周围及全身的关系，不能单纯地头痛医头，脚痛医脚，要做到点面结合，局部与整体综合考量，采取中西医协同的手段进行治疗，才能取得事半功倍的效果。

李树明博士的著作立论新颖，深入浅出，将最新理论与临床实践相结合，是对中西医学术研究与实践、中西医协同发展的创新和贡献，值得同仁们阅读和思考。

李树明博士的著作从全新视角出发，介绍了针对疼痛的创新治疗思路和方法，为广大疼痛患者带来了极大的希望和帮助。我相信每一位患者和每一位渴望预防疼痛的读者都能从书中找到适合自己的、行之有效的方法。

中国老年保健医学研究会会长　高松柏

人的一生会遇到很多健康问题，疼痛是最常见的症状。对于很多老年人而言，膝关节疼痛又是十分常见的。《膝痛自愈手册》就是一本探讨膝关节疼痛现象及其复杂性的科普书，旨在揭示膝关节疼痛的相关成因，并提供科学有效的管理与治疗方法。本书不仅适合膝关节炎患者，也为所有关注健康与运动的人们提供了宝贵的知识和实用的建议。

一般常识认为疼痛是身体伤害的直接结果，然而，本书打破了这一传统观念，作者深入浅出地解释了疼痛的生理机制。作者将疼痛比作一个"七巧板"，它不仅受身体伤害的影响，还与我们的心理、情绪、认知密切相关。书中介绍了疼痛矩阵理论，详细解释了大脑是如何整合各种信息，最终产生疼痛感受的。通过阅读本书，读者将了解到疼痛并不是简单的生理现象，而是一个复杂的、多维度的身心体验。

那么如何来应对常见的膝关节疼痛呢？本书又为我们讲述了运动在疼痛管理中的重要作用。科学研究证据表明，适度的运动可以增加血液循环，增强肌肉力量，并释放天然的止痛化学物质——内啡肽。书中通过具体的实例，生动地展示了如何通过适度运动来缓解膝关节疼痛。作者还详细介绍了多种适合膝关节炎患者的运动方法，如钟摆腿和空蹬车，一看就懂，一做就会，一练就受益，帮助读者在轻松实践中改善和提高生活的质量。

但是，当这些仍然无法解决我们的膝关节疼痛时，我们又该怎么办呢？《膝痛自愈手册》还为我们提供了神奇的祖国医学治疗方法。作者通过经典的临床实例，展示了现代医学是如何结合中医理念，全面、系统地管理和治疗膝关节疼痛的。北京中医医院李树明教授所创立的三联铍针疗法，结合了疼痛教育、铍针和运动疗法，综合辨证施治，不仅减轻了患者的病痛，更全面提升了患者的生活质量。作者通过一个个真实的患者故事，生动地展示了这一综合治疗方法的效果。

本书不仅讲解了膝关节疼痛的原理、运动理疗方法和神奇的中西医融合治疗手段，还提供了很多实用的指导，帮助读者在日常生活中科学管理疼痛。例如，书中介绍了"间歇性断食法"和"改进吃饭顺序"等简便易行的方法，通过控制饮食和保持健康习惯，帮助读者减轻体重，缓解膝关节压力，进而改善疼痛症状。

总之，通过阅读本书，读者不仅能够深入理解疼痛的复杂性，还能掌握科学的疼痛管理方法，改善生活质量。无论患者、家属，还是健康爱好者，都能从中获益，学会如何更好地关注和维护自己的关节健康。所以，作为本书内容的受益者，我愿意为大家推荐这本言之有理、叙之有物、读之易懂、行之有益的科普作品。让我们一起走进《膝痛自愈手册》，开启一段科学探索和健康管理的旅程，成为自己关节健康的第一责任人。

中国健康促进与教育协会会长，

北京大学公共卫生学院教授　李立明

序言

膝关节疼痛的颠覆性发现和真相

你是否曾因膝盖疼痛而苦恼，或者担心自己的膝盖问题会随着年龄的增长而恶化？我们通常认为，膝盖疼痛是关节磨损和老化的必然结果，但从二十多年的临床经验中，我发现了一个惊人的真相：即使膝关节软骨严重磨损，我们仍然有可能摆脱疼痛，步伐轻松。

作为一位拥有中医骨伤背景的疼痛科医生，我的治疗理念经历过翻天覆地的变化。通过对膝关节的深入研究和大量的临床实践，我发现许多患者通过保守治疗，不仅其疼痛得到了明显的缓解，甚至能够恢复正常行走。这一发现颠覆了传统的观念，让我重新审视膝关节疼痛的治疗思路。

膝关节是人体最大的承重关节，它的稳定性和灵活性依赖于周围肌肉和韧带的支撑，但膝关节的复杂性远不止于此。随着膝关节的伸展和弯曲，小腿会相应地进行内外旋转，这种精巧的运动机制是膝关节所独有的。

适度运动就能够缓解膝关节疼痛。本书详细介绍了多种适合膝关节炎患者的运动方法，如钟摆腿、空蹬车和臀桥等，一看就懂，一做就会。

不仅是膝关节炎患者，半月板损伤、髌骨软化和韧带撕裂患者也可以通过这些运动方法快速恢复膝关节的功能，摆脱疼痛，重获自由。

此外，我还将与你分享针对膝关节疼痛的革命性治疗方法——三联铍针疗法。它不仅是一种治疗技术，更是一种将中医的智慧与现代疼痛科学相结合的艺术。它不仅关注疼痛的生理机制，还关注心理和社会因素对疼痛的影响。通过疼痛教育、中医铍针松解和运动治疗，我们可以有效管理关节疼痛，帮助患者跳出疼痛的恶性循环，实现不开刀治疗膝关节炎的目标。

本书将带你深入了解膝关节的结构和功能，探索疼痛背后的科学原理，并通过一系列实用的治疗技术和锻炼方法，帮助你走出疼痛的阴影。无论你是长期膝盖疼痛的患者，还是对膝关节健康有兴趣的读者，这本书都将为你提供宝贵的知识和启发。让我们一起揭开膝关节疼痛的神秘面纱，探索一种全新的治疗途径，让你的膝盖重获新生。

欢迎你踏上这段关于健康、活力和希望的旅程。

目录

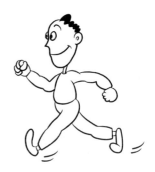

认识膝关节

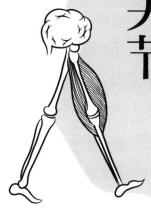

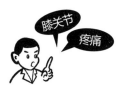

膝关节的骨骼

膝关节的韧带

半月板和关节软骨

膝关节的主要肌肉

膝关节的骨骼

膝关节是人体最大的关节，正常的膝关节骨性结构主要由股骨、胫骨、髌骨和腓骨组成。

股骨（大腿骨）。股骨是人体最结实的长骨，位于大腿部，是膝关节的主要组成部分。它的下端分为两个明显的骨性凸起，分别称为"内上髁"和"外上髁"。它们与胫骨一起构成了膝关节的关键连接。

胫骨（小腿骨）。胫骨位于小腿内侧，是小腿两块骨骼中较粗大的一块。它的上面是一个平台，前面有一个明显的凸起，称为"胫骨粗隆"。胫骨粗隆与股骨的髁相结合，构成了膝关节的复杂连接。

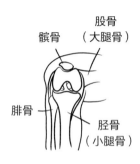

髌骨。髌骨是一块扁平的三角形骨骼，位于膝关节前方。随着膝关节的运动，它会沿着股骨前方的轨迹上下滑动，并与股骨形成重要的关节结构。髌骨的功能是缓解运动时骨骼和肌肉之间的摩擦，保护膝关节。

腓骨。腓骨位于小腿外侧，与胫骨并行组成小腿的骨骼结构。虽然腓骨在膝关节中的直接作用较小，但在支撑和平衡方面发挥着重要作用。

这四块骨骼共同形成了复杂的膝关节结构，像衣架一样撑起了我们的膝盖。通过它们的协调运动，我们能够进行正常的行走、跑步等活动，完成弯曲、伸展等动作。膝关节的稳定性和灵活性得益于这些骨骼之间紧密的结合和精密的运动机制。

疼痛的程度，每个人都不一样。因为疼痛产生于大脑，每个人脑子里的想法都不一样。同样是膝关节炎，小疼还是大疼完全取决于每个人的主观判断。

膝关节的韧带

中医讲"膝为筋之府"。膝关节的稳定性和灵活性得益于骨骼结构及周围的韧带系统。韧带是位于骨骼之间的坚韧的带状结缔组织，在维持膝关节的稳定性和正常运动中发挥着重要作用。膝关节周围有四条主要韧带，它们分别是内侧副韧带、外侧副韧带、前交叉韧带和后交叉韧带。

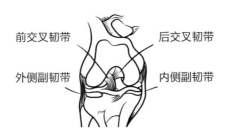

内侧副韧带。位于膝关节内侧，从股骨连接至胫骨，是较宽且薄的韧带。它的作用是限制膝关节的侧向运动，防止不必要的侧向扭转，避免小腿向外侧推移。

外侧副韧带。位于膝关节外侧，从股骨连接至腓骨。与内侧副韧带相比，它较窄且圆，仅有一个手指的宽度。外侧副韧带的主要作用同样是限制关节的侧向运动，与内侧副韧带共同维持了膝关节的稳定性。

前交叉韧带。位于膝关节中间，从胫骨连接至股骨。前交叉韧带的位置较深，一般只能从特定的角度观察到。它的功能是限制小腿在运动时向前滑动和旋转。在体育运动和日常活动中，前交叉韧带承受着主要的压力，因此它必须保持完整和稳定，以防止不必要的损伤。

后交叉韧带。位于膝关节中间，从胫骨连接至股骨。后交叉韧带是最坚固的一条韧带，它的作用是限制小腿在运动时向后滑动。膝关节的后稳定性主要依赖于后交叉韧带的支撑。

"筋束骨，骨张筋"。这四条韧带共同构成了一个精密的系统，为膝关节提供强大的支持并确保它的稳定。当我们进行膝关节活动和运动时，这四条韧带会阻止膝关节产生过度的侧向运动和旋转运动，确保膝关节在合适的范围内转动。然而，如果这些韧带被过度拉伸或受伤，就可能导致膝关节不稳定和疼痛。

因此，保护和强化膝关节周围的韧带非常重要。适当的体位锻炼可以增强这些韧带的弹性和稳定性，从而降低受伤的风险。另外，定期对膝关节进行保健和体检，以及避免过度的侧向运动和旋转运动，也是预防韧带损伤的有效措施。

半月板和关节软骨

要保证膝关节的稳定性和灵活性，离不开两个神奇的结构——半月板和关节软骨。

半月板位于膝关节之间，每侧有两块，分别呈"C"形和"O"形。这个独特的结构有什么作用呢？

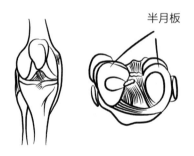

半月板

第一，半月板能够提供缓冲。由于半月板边缘较厚而中间较薄，它可以减少关节软骨承受的压力，从而预防关节退化。这就好像在膝关节上垫了一个柔软的垫子，使关节的运动更加平滑和舒适。

第二，半月板提供额外的稳定性。虽然半月板并不是主要的稳定结构，但它形状特殊，加深了关节窝，从而增加了股骨的接触面积，为其提供了额外的稳定支持。这就好像在关节上添加了一个包裹性更好的"固定装置"，使膝关节更加稳定可靠。

第三，半月板能够吸收震荡、润滑和营养骨骼。它将股骨和胫骨分隔开，防止两块骨骼之间产生摩擦；同时使关节滑液分布更均匀，为两侧的骨骼提供营养和润滑。这就好像在关节中间加了一个高科技缓冲垫，使膝关节的运动更加顺畅和灵活。

关节软骨是覆盖在骨骼连接处的薄薄的纤维结缔组织，它在运动中起到保护骨骼免受磨损的作用。膝关节软骨分布在股骨下端、胫骨上端和髌骨后面等部位。

那么关节软骨的作用又是什么呢？

关节软骨通过关节腔内的滑液获得营养并保持润滑。滑液是由关节囊内的滑液膜分泌的，质地像鸡蛋清，是一种黏性的润滑剂。滑液和关节软骨的光滑程度让人难以想象。它们比冰面光滑3倍，比人工关节上的金属部分光滑4 ~ 10倍。正是因为滑液的存在，我们才能在巨大的压力下弯曲膝关节而不会磨损关节表面，同时使骨骼活动自如。这

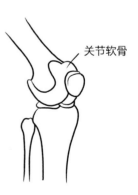

关节软骨

第一章 认识膝关节

就好像在关节上涂抹了一层神奇的"润滑油"，使膝关节的活动更加顺畅。

这两个神奇的结构——半月板和关节软骨，共同为我们的膝关节提供了宝贵的支持和保护，让膝关节在日常生活和运动中都能够保持健康、稳定和灵活，是我们能尽情享受运动和生活的关键。然而，我们在生活中可能会面临一些危险，需要特别留意。

首先，半月板容易受伤。由于半月板柔软而脆弱的特性，它很容易在运动中因为扭转、旋转或撞击而受损。尤其是在剧烈运动或意外摔倒时，半月板可能会出现撕裂甚至脱位的情况，导致剧烈的膝关节疼痛和功能受限。因此，在进行高强度运动或有潜在风险的活动时，我们应该避免过度用力或突然转向，以减少半月板的损伤风险。

其次，关节软骨退化是膝关节出问题的常见原因。随着年龄的增长，关节长期使用，关节软骨可能会逐渐磨损和退化，导致膝关节疼痛和僵硬。此外，长期处于久坐或久站状态的人也容易因缺乏运动而导致关节软骨的营养不良和过早磨损。因此，我们应该保持适度的运动，尤其是有氧运动，以促进滑液的分泌，让关节软骨获得营养。适度运动可以使关节软骨更加强壮，从而减缓关节软骨退化的进程。

再次，膝关节周围的肌肉力量对半月板和关节软骨的保护也是至关重要的。强健的肌肉可以为膝关节提供额外的支持，减轻膝关节的压力和负担。肌肉是治疗膝关节炎的主要抓手。因此，我们应该定期进行针对膝关节的肌肉训练，包括大腿前肌群、大腿后肌群和臀肌的锻炼，以增强膝关节的稳定性，缓解关节疼痛，改善关节功能。

最后，正确的姿势和动作也是保护膝关节的关键。不良姿势和错误动作会导致膝关节负担过重，从而增加关节损伤的风险。在日常生活中，我们应该注意保持正确的姿势，尤其是在久坐或久站时要尽量保持膝关节自然弯曲，避免长时间下蹲或跪着的姿势。

人们都想给自己的疼痛找一个原因，因此错把片子当成原因。恰恰相反，疼痛是反直觉的，需要一点思考和反思的能力才能认识它。

膝关节的主要肌肉

　　越来越多的研究表明，膝关节周围的肌肉对于膝关节的稳定至关重要。这些肌肉可以为膝关节提供额外的支撑和保护，避免膝关节承受过多的压力和应力。如果我们腿部的肌肉力量不足，膝关节就会变得不够稳定，导致关节软骨受到不均匀的压力，进而引发关节软骨磨损。随着时间的推移，膝关节可能会出现骨刺和肿胀，这就是骨关节炎的表现。在严重的情况下，膝关节可能会变形，甚至出现中医所说的"鹤膝"，也就是肌肉萎缩但是关节肿胀粗大的症状。换句话说，肌肉无力、关节软骨磨损和关节疼痛肿胀三者之间形成了一个恶性循环，互为因果，互相促进。要打破这个循环，我们必须要高度重视肌肉力量的锻炼。

　　膝关节周围的肌肉可以简单地分为两类：大腿后侧的屈肌群和大腿前侧的伸肌群。屈肌群包括股二头肌、半腱肌和半膜肌，主要负责弯曲膝关节，同时伸展髋关节。而伸肌群由股四头肌组成，是人体最强大的肌肉之一，分为股直肌、股外侧肌、股中间肌和股内侧肌。伸肌群的主要功能是伸直

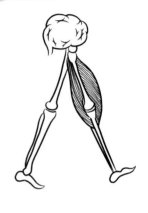

伸肌群和屈肌群好像一副夹板，一前一后共同保护着膝关节

膝关节，同时弯曲髋关节。有趣的是，伸肌群和屈肌群之间形成了平衡，它们相互制约，好像一副夹板，一前一后共同保护着膝关节。这两组肌肉的协调运动对维持膝关节的稳定至关重要。

股四头肌是位于大腿前面的四块肌肉，在我们伸手触摸大腿前部时可以感受到它们的存在。这四块肌肉分别是股直肌、股外侧肌、股中间肌和股内侧肌。股直肌起源于髂前下棘和髋臼上缘，止于股骨粗隆，它的主要功能是伸展膝关节和屈曲髋关节。股外侧肌起源于大转子和股骨嵴外侧唇，止于股四头肌肌腱；股中间肌起源于股骨前端，止于股四头肌肌腱；而股内侧肌起源于股骨束内侧唇，止于股四头肌肌腱，这三块肌肉的主要功能都是伸展膝关节。

股四头肌的主要功能之一是稳定膝关节。它们如同膝关节的保护者，在膝关节屈曲时收缩，抵抗重力。此外，股四头肌还扮演着控制髌骨的重要角色。髌骨完全位于股四头肌的掌控和包裹之中。强大的股四头肌能够提升对髌骨运动轨迹的控制力，稳定髌骨的移动，这对保护髌骨软骨至关重要。

当股四头肌出现明显萎缩时（最常见的是内侧头萎缩），可能会导致髌骨的稳定性下降和关节力线的不平衡，从而诱发关节软骨老化和退变。典型的病症是髌骨软化，这是一种常见的情况。

因此，保持股四头肌的肌肉力量至关重要。预防胜于治疗，我们平时应该经常进行股四头肌的肌力训练，以维持日常生活所需的功能，如上下楼梯、下蹲等。对于膝关节疼痛的患者来说，更应该加强肌肉力量的锻炼。坚持适度的肌肉锻炼，可以改善股四头肌力量，增强对膝关节的保护能力，提升膝关节的运动功能，加强膝关节的稳定性，从而预防膝关节炎的发生，也能为膝关节损伤的康复提供良好的支持。

腘绳肌是人体膝关节的主要屈肌，由三块肌肉组成，包括股二头肌、半腱肌和半膜肌。这三块肌肉虽然藏在大腿后面，却是保护膝关节的"幕后英雄"。当你走路抬腿时，膝盖会自然地弯曲，这就是腘绳肌在发挥作用。你可能并没有注意到它，但腘绳肌像一位默默无闻的守护者，为我们的膝关节稳定提供力量。

股二头肌的起点在骨盆，延伸至大腿后侧，最终到胫骨。当你需要蹲下或屈膝时，股二头肌收缩，帮助你完成这些动作。

半腱肌和半膜肌同样起源于骨盆，分别连接到胫骨的内侧和外侧。这两块肌肉在保持膝关节稳定方面发挥着不可或缺的作用。当你跑步、爬楼梯或进行其他需要屈曲膝关节的运动时，半腱肌和半膜肌会协同工作，为你提供强有力的支持。

腘绳肌的作用非常重要，它与膝关节前侧的股四头肌形成平衡，让膝关节在运动中保持稳定。腘绳肌可以保护关节软骨，减少关节软骨和半月板磨损的风险，从而降低受伤的可能性。然而，受现代生活方式的影响，很多人的腘绳肌力量可能相对较弱。久坐、缺乏运动和不正确的姿势都可能让腘绳肌力量减弱，从而导致膝关节不稳定，增加关节软骨磨损的风险。

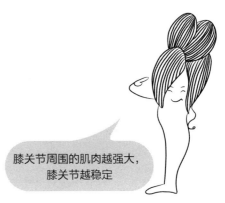

膝关节周围的肌肉越强大，膝关节越稳定

第一章　认识膝关节

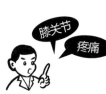

膝关节　疼痛

第二章

关于疼痛的故事

疼痛和我们想的不一样

颠覆！我们的身体里面不存在专门的「疼痛中枢」

幻肢痛泄露了疼痛的天机

疼痛是一个主观感受，疼不疼只有患者自己知道

没错！慢性疼痛会改变大脑的结构

大脑能产生疼痛，也能抑制疼痛

我们的身体里面就有天然的止痛药

疼痛经常变来变去，捉摸不定

疼痛不是伤害，是对当下情况的判断

大脑里有一张精确的身体地图

重塑大脑，摆脱疼痛

运动能够有效缓解疼痛

中医的疼痛大智慧

成为疼痛专家，每个人都能学会

疼痛和我们想的不一样

　　大多数人简单地认为，伤害会直接引起疼痛，就像一按开关，灯就会亮一样。然而，疼痛的真相远比这复杂。你可能不相信，但疼痛真的很奇怪！它并不是"身体伤害的直接反映"那么简单，而是受到生活中几乎所有事情的影响，身体只是其中的一个因素。打个比方，疼痛像是一块"七巧板"，椎间盘突出、骨刺、关节软骨磨损、半月板损伤，这些只是"七巧板"中的一块。

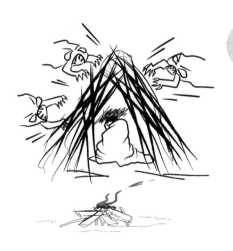

疼痛的道路正是用休息、迁就和回避铺成的

疼痛的科学机制

疼痛是一种复杂的感知，由神经系统传递和处理。受伤部位会释放化学物质，激活疼痛受体，这些信号通过神经传递到脊髓，再传递到大脑。然而，这只是疼痛感知的一部分。大脑会根据过去的经验、情绪状态、注意力和信念来调节疼痛信号的强度和性质。因此，同样的伤害，在不同情境下可能引起不同的疼痛感受。

运动与疼痛管理

我知道这听起来可能有些不合常理。很多人认为，疼痛时应该休息不动，以避免进一步伤害。但实际上，适度的运动和活动有助于疼痛管理。科学研究表明，适度的运动可以增加血液循环，帮助受伤组织恢复；增强肌肉力量，支撑关节，减轻疼痛；释放内啡肽，这种天然的止痛物质能调节情绪和减轻疼痛。

如果一疼就不敢动，越不敢动，好得越慢。正确应对疼痛的方法是保持活动，逐渐增加活动量，避免长时间的完全休息。学习疼痛知识，理解疼痛的复杂性，减少对疼痛的恐惧，有助于更好地管理疼痛。

因此，当你感觉到疼痛或受伤时，最好的方法是让身体再次动起来。回归运动，才能找回生活的乐趣。思维决定行为，学习关于疼痛的正确知识，是帮助你摆脱疼痛处境的第一要务。

接下来，让我们深入了解一下什么是疼痛，以及如何科学地管理疼痛。

疼痛不是伤害，是保护，也是警报。

颠覆！我们的身体里面不存在专门的"疼痛中枢"

大多数人都知道，视觉有专门的视觉中枢，听觉也有专门的听觉中枢，但疼痛却非常特殊，不存在专门的"疼痛中枢"。过去，人们认为大脑里有一个专门负责处理疼痛的"疼痛中枢"，然而，现在科学家发现了一个令人震惊的事实：大脑里竟然没有独立的疼痛中心！

实际上，疼痛是由大脑中多个不同的部分一起工作产生的。这些区域形成了一个复杂的网络系统，科学家称之为"疼痛矩阵"。

疼痛矩阵包括但不限于以下部分

前扣带回皮质：帮助我们感受到疼痛时的不开心。

杏仁核：处理我们对疼痛的情绪反应，如害怕或焦虑。

感觉皮质：让我们知道疼痛在身体的哪个部位。

前额叶皮质：帮助我们思考疼痛的强度及应对方法。

脑岛：整合所有的信息，使我们产生疼痛的"感觉"。

疼痛的复杂性

疼痛不仅与身体的伤害刺激有关，还与心理和认知密切相关。这就解释了，有时候即使身体伤口已经愈合，但如果感到压力大或心情不好，疼痛可能还是会回来的原因。

这一发现对疼痛治疗的重要性

这个发现对我们治疗疼痛具有重要的意义。通过理解疼痛的复杂性和多因素性，我们可以采用综合的方法来管理疼痛，包括运动疗法、三联铍针疗法和认知行为疗法等，从而更有效地缓解疼痛，提高患者的生活质量。

人体有一个复杂的生态系统，它有强大的复原力，能够适应人体的不完美。

幻肢痛泄露了疼痛的天机

关于疼痛，最有名的例子就是幻肢痛。临床上，很多截肢患者有幻肢痛的问题。什么是幻肢痛？就是脚已经没有了，但是这只脚的感觉还在，特别是疼痛的感觉还在。这种感觉是很形象、很具体的，跟这只脚还在时是一模一样的，如有类似虫子爬的感觉，或者是其他不舒服的感觉。这只脚都没有了，为什么还会痛呢？只有一种可能，那就是疼痛是在大脑里产生的。

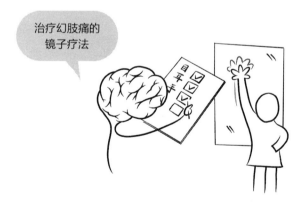

治疗幻肢痛的
镜子疗法

幻肢痛是一种在截肢后常见的现象，给患者带来极大的痛苦。医学理论解释，这种痛苦源于大脑中的"皮质小人"。皮质小人指的是大脑皮质上的感知区域，每个区域对应身体的不同部位。当某部位截肢后，这个部位在大脑中的区域依然存在。由于缺乏该部位的信息输入，大脑错误地判断这个部位有危险或失控，于是以疼痛信号代替缺失的感觉信号，产生疼痛。

镜子疗法的科学依据

镜子疗法是一种创新的治疗方法，用于治疗幻肢痛、肢体疼痛及某些运动障碍。它由美国神经学家 V. S. Ramachandran 在 20 世纪 90 年代初，基于大脑的可塑性——大脑神经网络在受到外部刺激时能够改变和适应的能力提出的。

镜子疗法的操作步骤

1. 设置：将一面镜子放在患者的中线位置，使健康肢体的镜像反射在镜子中，对应失去的肢体部位。

2. 动作：患者移动健康的肢体，同时观察镜子中这个动作的反射，好像失去的肢体在移动一样。

3. 大脑重塑：通过观察健康肢体移动产生的视觉反馈，大脑开始"相信"失去的肢体正在进行正常的移动，从而减轻幻肢痛。

镜子疗法类似于现在非常火爆的虚拟现实技术。当患者看到镜子中的健康肢体在正常移动时，大脑重新评估导致疼痛的神经信号，觉得没有问题了，就关闭警报，消除了疼痛。

镜子疗法的临床应用

镜子疗法已经在多项研究中显示出对幻肢痛有显著的减轻作用。患者可以在没有药物的情况下，通过重塑大脑来减轻疼痛和提高运动功能。

幻肢痛揭示的大脑与疼痛的关系

幻肢痛说明疼痛是一个由大脑主导的复杂过程。大脑是处理和解释疼痛信号的"司令部"。即使肢体不存在，大脑仍然处理着关于该肢体的感觉信息。这种现象强调了大脑在疼痛感知中的核心作用。这个结论不仅适用于幻肢痛，也适用于其他类型的慢性疼痛。在某些情况下，大脑可能错误地解释或放大疼痛信号。

疼痛的多维度体验

疼痛不仅是生理的体验，还是心理和社交的体验。情绪状态，如焦虑和抑郁，可以加剧疼痛感，而支持性的社交环境可能有助于减轻疼痛。因此，治疗疼痛需要超越传统的生物医学模型，补充心理和社会的干预措施。

　　幻肢痛的例子告诉我们，通过理解大脑在疼痛感知中的核心作用，以及利用镜子疗法等创新方法，我们可以更有效地管理和治疗疼痛。治疗疼痛应采用综合性方法，包括生理、心理和社会因素的干预，从而全面提高患者的生活质量。

　　现在治疗颈肩腰腿痛，疗效只有1/3，患者不满意。因为疼痛除了生物因素，还有心理认知因素和社会因素，很多患者后两者的权重明显超过前者。最新的研究发现，把后两者加上，疗效翻倍是很正常的。所以说，三联铍针疗法可以把颈肩腰腿痛的疗效提高两倍以上，是有根据的。

疼痛是一个主观感受，疼不疼只有患者自己知道

在过去的十年中，科学家对疼痛科学的理解突飞猛进，超过了之前一千年的积累。我们现在知道，在疼痛体验中，大脑并没有单独的"疼痛中枢"，而是许多部分共同参与的。每个人的疼痛体验都是独一无二的。

2020年，国际疼痛学会重新修订了疼痛的定义：疼痛是一种与实际或潜在的组织损伤相关的不愉快的感觉和情绪体验，或与此相似的经历。这一定义强调了疼痛是一个主观感受，与组织损伤没有直接关系。疼痛包括生物、心理和社会三个维度，这三个维度相互影响又相对独立。疼不疼，患者的感受才是"金标准"。因此，疼痛研究已经从传统的"伤害性感受"单一模式转变为"生物-心理-

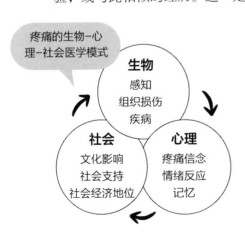

疼痛的生物-心理-社会医学模式

生物
感知
组织损伤
疾病

社会
文化影响
社会支持
社会经济地位

心理
疼痛信念
情绪反应
记忆

社会"的多维度模式。

大脑就像一个繁忙的交通指挥中心

交通指挥中心需要同时应对来自四面八方的车辆，大脑也需要处理来自全身数以百万计的传感器传来的各种信息，包括伤害感受信息。这些传感器时刻监测着所在区域的动态，并将可能造成组织损伤的伤害感受信息传递给大脑，由大脑来判断是否采取行动，如产生疼痛。

当发现潜在的危险时，大脑可能会发出警报，即通过疼痛来提醒我们保护自己。然而，诸多因素都会影响大脑的判断。因此，伤害感受不一定直接导致疼痛，疼痛不仅仅与伤害感受有关。面对相同的伤害感受信息，大脑可能会做出完全不同的疼痛反应。

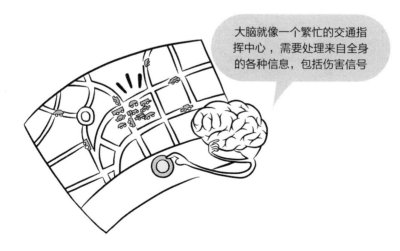

大脑就像一个繁忙的交通指挥中心，需要处理来自全身的各种信息，包括伤害信号

为什么经常感觉疼痛

当大脑变得过于敏感时，各种信息都可能触发"警铃"，草木皆兵，我们更容易感觉到疼痛。持续性疼痛，就代表大脑始终处于高度戒备状态，对任何一点小小的压力，甚至是正常的压力都发出警报。此时，大脑和伤害感受信息之间的联系变得越来越模糊。即使在没有任何伤害感受信息的情况下，大脑仍会不断拉响警报。扭伤的脚踝其实早已痊愈，但每次走路时，仍会感到疼痛。这就是疼痛敏感化了，一点风吹草动都会引发疼痛。

如何应对疼痛

解决疼痛需要提高运动能力，同时降低活动任务要求，

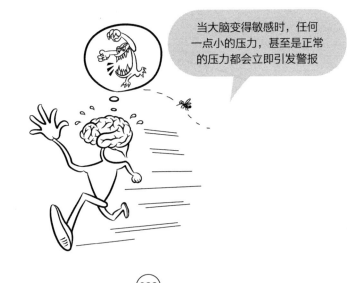

当大脑变得敏感时，任何一点小的压力，甚至是正常的压力都会立即引发警报

警报按钮

找到一个平衡状态，使运动能力能够匹配活动任务。

上调运动能力

运动和锻炼：制订个体化的锻炼计划，加强膝关节的肌肉力量，稳定关节，提高耐力和灵活性，这对于匹配日常生活中的活动任务至关重要。

中医功法：练习太极拳、八段锦、易筋经等，不仅可以增强关节和肌肉功能，而且通畅经络气血，通则不痛。

下调活动任务

调整工作姿势：采用正确的姿势，避免久坐不动，减轻身体负担。

调整生活方式：改变不良生活习惯，如采用更健康的饮食方式、保证充足的睡眠、放松心态、减少压力源。

这些调整方法不仅能治疗疼痛本身，还能对生活方式做出积极改善，使人们更好地面对生活中的各种挑战。

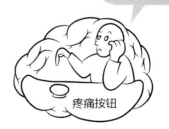

疼痛是大脑复杂整合的结果

疼痛按钮

没错！慢性疼痛会改变大脑的结构

大脑是一台复杂、精密的超级计算机，可以准确判断疼痛和威胁。然而，研究发现，对于膝关节疼痛持续几个月甚至几年的患者来说，他们的大脑在处理疼痛信号方面出现了问题。有时即使是很轻微的触碰，他们也会感到疼痛，变得过于敏感和难以忍受。这是因为大脑将本不该引起疼痛的信号错误地判断为疼痛。打个比方，一盏声控灯，本来是跺脚才会亮，现在变得过于敏感，风一吹就会亮。

大脑结构的改变

过去，医生只能通过手术或解剖研究来了解人脑的结构。但现在，借助先进的大脑扫描技术，我们可以不动刀就看到大脑内部发生的改变。研究发现，当膝关节炎患者感到疼痛时，他们的大脑某些结构发生了改变。例如，当他们的关节疼痛时，大脑中负责处理情绪和恐惧的区域会比平时更加忙碌。这意味着膝关节炎引起的疼痛不仅是身体的感觉，还伴随着强烈的情绪反应，如恐惧和焦虑。患者对疼痛的感应变得更加敏感，疼痛难以控制，甚至会引发焦虑和认知问题。

这一发现对膝关节炎患者的意义

一、呼吁多维度治疗

综合治疗：治疗膝关节疼痛不仅要关注减轻身体症状，还需考虑改变大脑对疼痛的处理方式。

大脑结构影响：长期的膝关节疼痛会引起大脑结构和功能的长期改变。除常规治疗以外，教育和认知提高非常重要。

二、从全局视角调整生活方式

适度活动：鼓励膝关节炎患者参与适度的体育活动，以增强体质和提高关节功能。

健康饮食：保持体重，减轻体重对关节的负担。

放松训练：有助于调节大脑对疼痛的处理方式，提高生活质量。

总之，对于膝关节炎患者来说，理解慢性疼痛如何影响大脑，以及如何通过多种治疗方法综合管理疼痛，变得尤为重要。这种综合性治疗不仅能减轻疼痛，还能改善患者的整体健康状况，帮助他们更好地应对生活中的挑战。

大脑能产生疼痛，也能抑制疼痛

大脑既能制造疼痛，也能消除疼痛。临床上常见一种现象，一个部位的疼痛可以明显抑制另一个部位的疼痛。例如，多发骨折的患者，往往一个部位的骨折疼痛完全掩盖了另一个部位的疼痛，导致漏诊。很多慢性疼痛的患者也会出现类似现象。刚开始时，患者感觉一个部位出现了疼痛，过了一段时间后，另一个部位又开始毫无原因地出现疼痛，结果原来疼痛的那个部位马上就不疼了。在慢性疼痛患者中，这种疼痛部位不断变化的情况非常常见，疼痛仿佛在体内"到处跑"。但是很少有医生解释这种现象，更多的是被强调为结构损伤，很多患者越治越痛。

大脑的判断

大脑在处理疼痛信号时，会优先处理那些认为威胁更大的信号。这种机制可能解释了为什么一个部位的剧烈疼痛会掩盖其他部位的疼痛。大脑对疼痛的反应，不仅是被动接受伤害信号，而是主导了疼痛的产生和调节。

自身止痛机制

历史上有许多关于疼痛管理的经典案例。关羽可以刮骨疗毒，刘伯承元帅在完全没有麻醉的情况下完成了72刀的眼科手术，都是基于他们特殊的生死观。虽然普通人没有那样特殊的经历和认知，对疼痛的觉悟也达不到那样的水平，但在日常生活中，对于常见的骨关节疼痛，每个人的经历和认知水平已经足够，他们可以利用自身的止痛机制来缓解疼痛。

如何利用自身止痛机制

提升认知：了解疼痛的科学机制，认识到疼痛不仅是伤害信号，还受到心理和社会多因素的影响。

深呼吸与放松：深呼吸练习可以帮助身体放松，减少疼痛信号的传递。放松训练有助于缓解焦虑和压力，从而减轻疼痛。

运动与锻炼：适度的运动可以增强身体的自然止痛能力。运动释放的内啡肽是天然的镇痛剂，有助于缓解疼痛。

社交支持：与家人和朋友保持良好的亲密关系，可以以情感支持缓解疼痛感。社交互动有助于分散注意力，减轻对疼痛的关注。

我们的身体里面就有天然的止痛药

人体内部的止痛机制是一种强大的自我保护系统，能够在不使用任何外部药物的情况下，自然地控制和缓解疼痛。疼痛是大脑对当下状态的判断，在紧急情况下，疼痛可能会瞬间消失。人体抑制疼痛的能力非常完美，能够迅速让你不再感觉疼痛。

内源性阿片系统

人体内的止痛机制主要依赖于内源性阿片系统，这是一组由大脑和脊髓产生的阿片样物质，包括内啡肽、脑啡肽和吗啡肽等。这些物质能够自然地模拟阿片类药物的效果，帮助缓解疼痛和产生愉悦感。当身体感受到疼痛时，这些化学物质会被释放，通过降低神经元的活动来减少疼痛信号传递，从而减轻疼痛感。

情感状态与疼痛感知

情感状态，特别是正向情感，如爱和安慰，可以显著影响疼痛的感知。小孩子在得到母亲的抱抱和安慰后，疼痛感往往会减轻或消失。这不仅是因为情感支持提供了心理上的安慰，还因为这种正向的情感交流激发了身体内源性阿片系统的活动，促进了内啡肽等止痛物质的释放，快速缓解了疼痛。

临床研究

近年来，科学家一直在研究如何更好地利用和增强这一内在的止痛机制，以开发新的治疗方法，特别是治疗那些对传统止痛药物有依赖性或有副作用的患者。通过了解和模仿人体内的止痛机制，我们有望开发出更安全、更自然的疼痛管理方法。

疼痛有三个部分，包括生理损伤、认知和社会心理。每个人的疼痛由不同比例的这三个部分组成，不分清三部分的占比，疼痛就无法治疗。

疼痛经常变来变去，捉摸不定

　　我在门诊经常遇见这样的情况，很多患者腰腿痛厉害，但是片子不严重。反过来还有患者片子很严重，但是症状很轻。片子和疼痛并没有直接的对应关系——这个就是疼痛的诡异之处。这意味着，治疗疼痛不仅仅是修复身体损伤那么简单，还需要考虑大脑和心理因素。

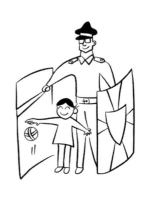

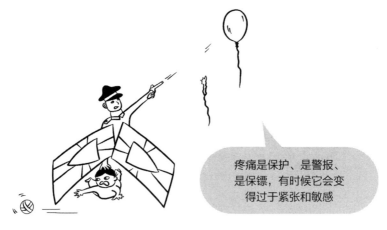

疼痛是保护、是警报、是保镖，有时候它会变得过于紧张和敏感

疼痛像是一个敏感而冲动的保镖，它的工作是时刻警惕任何可能对身体造成伤害的威胁。通常它做得很好，但有时候，它会变得过于紧张和敏感。有一天，它把一个无害的气球误认为是危险的入侵者，并按下了紧急警报按钮。保护身体最好的办法就是让它疼，这是人类从远古时期就留下的保命绝技，现在反而成了阻止我们自由活动的障碍。

大脑变得过于敏感，保镖的警觉性调到了最高级别，即使是正常的触碰或轻微的压力，也可能被大脑误解为严重的威胁，引起疼痛。

疼痛的标签

有时候，这种过度敏感的状态会被冠以各种复杂的医学名词。但这些名词对解决疼痛没有帮助。椎间盘突出、腰椎管狭窄、关节软骨磨损、半月板撕裂、肩袖撕裂和骨刺等，这些只是影像学描述，但是对解决疼痛没有直接的帮助。

疼痛的不可预测性

今天你感到疼痛，但明天也许就不疼了。上一秒还在疼，下一秒马上就不疼了。你可能有一天可以和孩子轻松地玩一个小时，但第二天早上却可能腰疼得站不起来。突然的刺痛感随时都有可能发生，而它似乎与任何事情都无关——

第二章 关于疼痛的故事

找不到原因。对这种不可预测性的合理解释是，引起疼痛的不仅是身体结构（片子问题）。今天你可能感觉好多了，但明天一切又变了，这是大脑在不断转变它的判断。

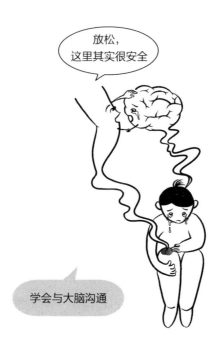

对抗过度敏感的大脑

有一次你不小心扭到了脚踝，本来这是一件小事，过一个月就好了。但你的大脑却变得过度敏感，开始在每次你想要走路时发出疼痛警报，结果你越来越不敢走路了。要理解和对抗这个过度敏感的状态，我们需要学会与大脑沟通，告诉它："放松，这里其实很安全。"

通过逐步增加活动量，让大脑逐渐适应并信任身体的能力。开始时可以进行一些简单、轻松的活动，逐步增加强度和持续时间。

通过调整大脑对疼痛的反应，我们可以减轻那些不必要的疼痛，让生活变得更轻松愉快。记住，有时候疼痛可能只是大脑的一种误报，而我们有必要学会如何重新调整这个过度敏感的"警报系统"。

腰椎结构的正常范围是很宽泛的，退变、突出或狭窄都不一定会导致疼痛。很多患者不断地拍片检查，看突出大小和狭窄程度，其实没有必要。因为腰椎的运动代偿能力极其强大。很多检查结果不佳的人几乎没有症状。

第二章 关于疼痛的故事

疼痛不是伤害，是对当下情况的判断

大脑是可塑的！

传统观点认为，只有小孩子的大脑才具可塑性，成年后大脑就不再改变。然而最新研究颠覆了这一观点。事实是，不管是成年人，还是任何其他年龄段的人，大脑都是可塑的。大脑既可以自下而上地增加威胁性输入（伤害神经通路），也可以自上而下地降低威胁性输入（内生止痛物质，如内啡肽）。

疼痛是一种生存保护机制，但当生命受到重大威胁时，疼痛反而可能阻碍生存。这时，大脑会选择暂时忽略疼痛。战斗英雄的事迹中常见这样的例子：在战场上，战士英勇作战，受伤却还能继续战斗，因为他们的大脑暂时屏蔽了疼痛，专注于生存和战斗。

想象一下，你在光着脚跑步，不小心被碎石割破了脚，会瞬间感觉钻心的疼痛。但是，如果这时有老虎在后面追你，你必须继续跑，不然会命丧虎口。在这种情况下，你的大脑会选择忽略伤口的疼痛，专注于逃生。直到你安全了，才会感觉到疼痛。

同样的情况也经常发生在体育比赛中。运动员在比赛时暂时忽略了疼痛，直到比赛结束才开始感觉到疼痛。这也是大脑暂时屏蔽疼痛的结果。

疼痛和伤害不是一回事

尽管身体可能受到伤害，但不一定会感到疼痛。这是因为疼痛是大脑对当下情况的判断，而不仅仅是对伤害的直接反应。大脑可以选择忽略疼痛信号，以应对更紧迫的生存需求。

所以说，疼痛和伤害不是一回事，有伤害不一定有疼痛！在面对紧急情况时，大脑有能力屏蔽疼痛，优先处理生存威胁。这种机制在日常生活中和极端情况下都能起到重要的作用，让我们更好地理解和管理疼痛。

疼痛是一种生存保护机制，当生命受到威胁时，大脑会选择忽略它。所以直到处理完危机状况后，人才会感觉疼痛的存在

大脑里有一张精确的身体地图

　　当疼痛持续很长时间，如几个月甚至几年，你可能会感觉到大脑对身体的控制出现了偏差。很多人都有这种感觉：自己的关节不听使唤，变笨了，甚至好像不是自己的了！膝关节或髋关节疼痛的患者，常常感觉腿脚不听使唤，走路时感觉路面不平，大脑无法控制脚部着地的位置，走路歪歪扭扭，有时两只脚还会碰到一起。疼痛的一侧腰腿没劲，关节好像和身体脱开了一样，大脑无法准确地控制它。

疼痛对身体控制的影响

　　中医的说法是"不通则痛"。疼痛不仅影响身体的感觉，还会影响大脑对身体动作的精细控制。临床上，我经常发现很多膝关节疼痛的患者分不清左右腿，这正是大脑对身体控制失常的表现。

大脑的身体地图

　　大脑就像一个司令部，里面拥有一张完整的"作战地

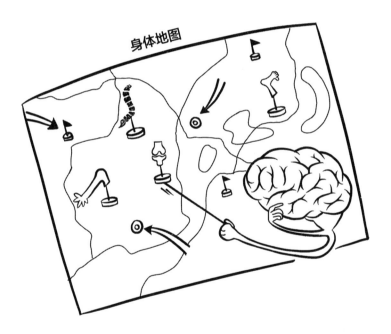

图"——身体地图。地图上清楚地标记了身体的各个位置，如手和脚。大脑通过查看这张地图来了解身体的每一个部位在哪里，以及如何控制它们。然而，当疼痛持续时，这张地图会扭曲变形，各个位置点发生偏移，变得模糊不清。就好像这张地图不小心沾上了水，变得皱皱巴巴。此时，你就会感觉关节不受控制、卡住了，疼痛也会加剧。

如何改善大脑对身体的控制

好消息是这些都可以通过训练大脑来改善。顶级运动员通过训练大脑来提高对动作的控制力。在比赛开始之前，他们会先在大脑里想象一遍完整的动作画面，这样可以更好地控制比赛中的动作。同样的道理，在疼痛时不要逃避动作，反而要继续活动，通过不停地运动，使身体地图重新变得清晰，达到身心合一，快速减轻疼痛。

疼痛和结构改变（片子）没有直接的关系。现在很多患者不敢动，或者想动但不知道怎么运动，这是一个大问题。

重塑大脑，摆脱疼痛

近10年的研究带来了一个重要认识：我们的身体疼痛完全由大脑感知和处理。换句话说，大脑才是疼痛的司令部，即使是微小的关节软骨磨损，也可能会因为大脑的过度反应而引发剧烈的疼痛感。为了纠正这种大脑的过度反应，我们需要通过积极的生活态度来"重塑大脑"，使其恢复正常的感知和处理能力。

通过生活方式重塑大脑

以下是一些常见的方法，可以帮助重塑大脑，减轻疼痛。

设立生活目标：通过设定并追求小目标，如增加步行时间，可以显著激活大脑中负责奖励处理的区域，减轻疼痛。

聆听大自然的声音：如波浪声或流水声，这些声音能促进大脑分泌血清素，有助于缓解疼痛。

保持微笑：简单地上扬嘴角可以增加大脑中的多巴胺分泌，帮助改善情绪和减轻疼痛。

活动手指：如掐揉中指等手指练习。因为手指与大脑密切联系，这类活动能有效缓解关节疼痛。

深呼吸：通过有意识地控制呼吸，可以帮助身心放松，减轻疼痛。

跳广场舞：不管是哪一种广场舞，只要全身心投入，都能帮助增强身体对疼痛的抵抗力。

饮食调整：摄入富含酪氨酸的大豆制品和富含色氨酸的乳制品，以及注意摄入铁质，都有助于大脑中的多巴胺和血清素分泌，从而减轻疼痛。

改变全局意识

人是一个复杂的生态系统，中医说的整体观也是这个意思。改变生活方式和思维方式是重塑大脑不可或缺的一部分。以下是一些建议。

减少久坐：增加身体活动，通过散步等方式分散注意力，减轻疼痛感。

良好的睡眠：确保充足的休息，有助于身体和大脑的恢复。

培养兴趣：照顾宠物或植物，可以有效转移对疼痛的关注，进一步促进大脑对疼痛的正常处理。

是被疼痛控制，还是去主动控制疼痛，每个人都会做出正确的选择。拥有积极的生活态度和科学的生活方式，我们就可以重塑大脑，摆脱疼痛。

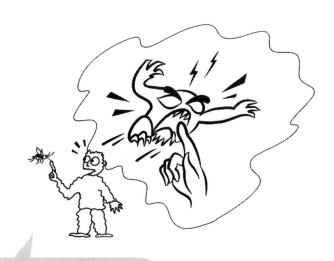

当大脑感觉到威胁时，恐惧可能就会浮现。这是大脑在试图保护我们，让我们远离危险

运动能够有效缓解疼痛

运动对身体健康至关重要，因为身体结构就是为动而设计的。疼痛会影响、改变甚至控制身体的主要功能，然而运动可以有效地缓解疼痛。

最重要的原则是循序渐进，按照自己的节奏，逐渐增加活动量。记住，一口吃不成胖子。

吃辣椒的例子

起初，你可能一点辣也吃不了，每次尝试都会流泪，就像长期疼痛让你很难开始任何活动。然后，你开始尝试每天吃一点点辣椒。最开始这感觉可能并不愉快，但慢慢地，舌头开始适应这种辣味。

你可能先从一小块辣椒开始，然后慢慢增加到半根辣椒，最终你发现自己能够轻松吃掉一整根辣椒。如果某一天你尝试了太多辣椒而感到胃部不适，你知道这只是暂时的。第二天，你可能会吃更适合的数量，继续你的适应过程。随着时间的推移，你会发现自己越来越能享受辣椒带来的刺激感。与吃辣椒一样，你逐渐增加活动量，让身体适应之前无法忍受的疼痛。这个过程需要时间和耐心，但最终能帮助我们克服疼痛，享受更多的生活乐趣。

长期适应

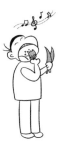

逐步提升

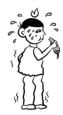

直面疼痛

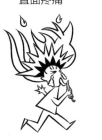

如何开始

设定小目标：从每天散步10分钟开始，逐渐增加到20分钟、30分钟……

选择运动：如游泳、做瑜伽、骑自行车、打太极拳、做八段锦等，根据自己的兴趣和身体状况选择合适的运动。

记录进展：每天记录自己的活动量和感受，观察身体的变化和进步。

寻求支持：与朋友或家人一起运动，互相鼓励，共同进步。

保持耐心：记住，适应疼痛和增加活动量需要时间，不要急于求成。

运动是缓解疼痛的有效方法，通过逐渐增加活动量，我们可以让身体适应并最终克服疼痛。不要让疼痛阻止你开始运动，相信自己，通过坚持，你可以重获健康和活力。

中医的疼痛大智慧

在中医的认识中，感知疼痛属于"神"的范畴，心为君主之官，神明出焉。心主神，神与心的功能状态密切相关。这个神既包括外在的生命活动，也包括内在的心理活动，贯穿于整个疾病的治疗过程。

心神与疼痛的关系

中医对认知的认识最早可追溯至《灵枢·本神》中记载的"所以任物者谓之心"。心神是人感知活动的中枢，各种感觉的形成并非只是相应感官的孤立活动，而是由心感知五官的信息后产生的思维活动，是经心判断后的体验。《素问·至真要大论》提出"诸痛痒疮皆属于心"，并认为"心寂则痛微，心躁则痛甚"，提示了心神状态主导疼痛。

不通则痛

中医将疼痛的病机主要概括为不通则痛。不通则痛的常见原因是瘀，即经脉痹阻，气血运行不通；原因还包括寒凝而痛、热郁而痛、气滞而痛等，常与瘀结。金元时期，李东垣在《医学发明》中明确指出"痛则不通"的病机学说，提出了"痛随利减，当通其经络，则疼痛去矣"的通利之法。因此，化瘀、通络、止痛是目前临床最常用的治疗法则。

形神一体的治疗观念

在中医理论中，形代表身体的物质基础，包括器官、经络、脏腑等，而神指的是人的精神、情志、意识等非物质方面。疼痛不仅是身体（形）的异常状态，也与个体的精神状态（神）密切相关，如情绪波动、心理压力等都能影响疼痛感。

"执其两端，用其中于民"强调平衡与中和，适用于疼痛治疗的方法选择和治疗策略制订。在疼痛管理中，这意味着治疗不应偏重于某一方面（仅关注形的物理治疗或仅注重神的心理治疗），而是要综合考虑身体的实际状况和心理、情感、社会环境等多个维度，实施全面的治疗方案。

疼痛治疗的形神合一

形的治疗：针对疼痛的物理原因，通过铍针、推拿、药物等方法直接作用于疼痛区域，改善局部气血流通，解除经络阻塞，调整脏腑功能，从而缓解疼痛。

神的调养：关注患者的心理状态和情绪管理，通过打坐、冥想、情志调理等手段，帮助患者缓解心理压力，改善情绪波动，从内在提升患者对疼痛的调控力。

对于疼痛，中医强调多维度治疗，通过形与神综合调治，以及遵循人与自然和谐共生的生活方式，实现对疼痛的有效管理和根本缓解。

健康是一个复杂的、身心非二元对立的话题。疾病既是生理的，也是心理的，融为一体，无法分开。

成为疼痛专家，每个人都能学会

重新认识疼痛

这个世界的真相往往和我们认为的所谓常识相反。那些没有任何医学背景的人往往可以理解疼痛的真相，而很多医务人员却难以转变观念，拒绝抛弃过时的知识。面对疼痛，是成为疼痛的奴隶，还是做管理疼痛的主人？每个人都会做出明智的选择。

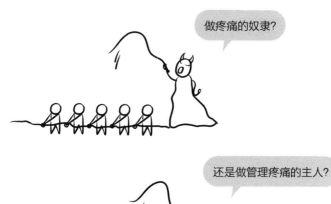

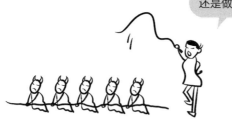

理解疼痛其实并不复杂。只要用心，你可以比很多专家更懂得疼痛的秘密。

总是被动地听从疼痛的驱使，可能会让你错过很多生活的乐趣。面对疼痛，选择理解，就会不再被恐惧所束缚。

知之越深，畏之越浅。疼痛像是一只纸老虎，了解疼痛是怎么在你的身体里起作用的，可以帮你减轻对它的恐惧。

知识就是力量

播种思想，收获行动：了解疼痛背后的真相，就像拿到了一把打开宝藏的钥匙，让你能够勇敢地面对生活中的挑战。

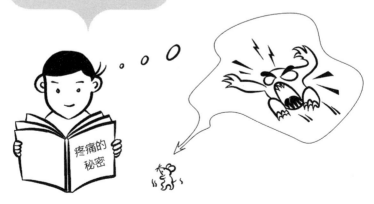

播种行动，收获习惯：通过不断实践，你会形成应对疼痛的良好习惯。

播种习惯，收获品格：这些习惯会塑造你坚韧的品格。

播种品格，收获命运：最终，你会掌控自己的命运，不再被疼痛所束缚。

做自己健康的第一责任人

每个人都可以成为疼痛专家。理解疼痛、掌握应对疼痛的方法，将帮助你减轻恐惧，勇敢面对疼痛的挑战。知识就是力量，让我们用知识的钥匙，打开通往健康和幸福的大门。

允许疼痛的发生，但不过分关注它，而是接纳它。

第三章

最难忍的膝关节疼痛——膝关节炎

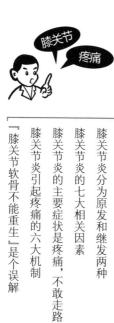

膝关节炎的病因

膝关节炎分为原发和继发两种

膝关节炎的七大相关因素

膝关节炎的主要症状是疼痛，不敢走路

膝关节炎引起疼痛的六大机制

『膝关节软骨不能重生』是个误解

膝关节炎是一种常见的关节退行性疾病，特别是在60岁以上的人群中，患病率约为50%，远高于其他年龄段，且随着年龄增长呈递增趋势。膝关节炎是最常见的慢性疼痛原因之一，给患者的生活带来了巨大的困扰，已成为社会和医疗领域的难题。

都是疼痛，为什么有的人好得快，有的人好得慢？这和个人的内在能力有关系。如广场舞，有的人看看就会了，有的人要学好几天。

膝关节炎的病因

膝关节炎，又称"膝骨关节炎"，是一种以膝关节软骨退化和破坏为主要特征的慢性关节炎。膝关节是人体最大的关节之一，连接了股骨（大腿骨）和胫骨（小腿骨），由关节软骨、滑液囊、关节囊和关节韧带等组成。关节软骨在膝关节的正常运动中起关键作用，但随着年龄的增长，关节长期使用，关节软骨会逐渐磨损和变薄，导致膝关节炎的发生。

关节软骨的退化

膝关节炎的主要问题是关节软骨退化。简单来说，关节软骨就像是一个内置的天然减震器，确保关节运动顺滑无阻。关节软骨的表面非常光滑，像一个白瓷盘子。然而随着关节使用时间的增加，关节软骨表面慢慢老化，会出现一些坑坑洼洼。"减震器"磨损，膝关节开始感到不适，疼痛时轻时重。

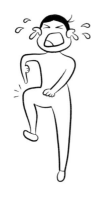

关节软骨磨损与骨头的变化

当关节软骨磨损变得越来越严重，甚至到最后露出底下的骨头时，骨与骨之间的直接接触会导致微骨折。骨头表面会出现类似于头发丝般的细微的裂纹。由于骨表面分布着大量的感觉神经，因此这些小裂纹会引起疼痛。在人休息和睡眠时，这种微骨折有时在一天之内就会因有钙沉积而得到修复。这也是膝盖经常波动性疼痛的原因。

膝关节疼痛的动态变化

膝关节疼痛并不是持续一致的。关节软骨磨损和骨头的微小变化会导致疼痛波动。在休息和睡眠期间，微骨折得到一定的修复，疼痛可能减轻；但在活动时，磨损可能再次加重，疼痛也随之加剧。这种动态变化使得膝关节炎患者的疼痛体验复杂多变。

了解膝关节炎的病因有助于更好地管理和应对这种慢性病。通过认识关节软骨的退化过程及其对膝关节健康的影响，我们可以采取相应的预防和治疗措施，减轻膝关节疼痛，提高生活质量。适度运动、健康饮食和科学护理，都是管理膝关节炎的重要策略。

膝关节炎分为原发和继发两种

根据膝关节炎的发病原因和病理变化，可以将其分为原发性膝关节炎和继发性膝关节炎。

原发性膝关节炎又称为"老年性膝关节炎"，俗称"老寒腿"，是年龄增长和关节软骨自然磨损导致的。随着年龄的增加，膝关节软骨会逐渐退化和变薄，关节液分泌减少，导致关节的摩擦增加，进而引发炎症反应和疼痛。原发性膝关节炎主要发生在50岁以上的中老年人群中。

继发性膝关节炎是其他因素引起的膝关节损伤和炎症，如关节外伤、骨折、关节感染、风湿性疾病等。此外，一些因素如肥胖、过度使用膝关节、不良姿势等也可能导致膝关节炎的发生和发展。

长期保持不良姿势会导致关节软骨磨损，促进膝关节炎的发展

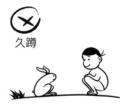

久蹲

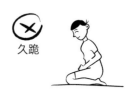

久跪

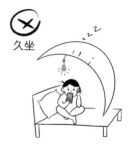

久坐

膝关节炎的七大相关因素

膝关节炎的发生与多种因素有关，主要包括以下几个方面。

年龄因素

随着年龄的增长，膝关节的结构和功能逐渐发生变化，关节软骨逐渐磨损。虽然老化本身不会引起疼痛，但它是膝关节炎的一个重要诱发因素。

骨骼结构异常

一些人可能天生存在骨骼结构异常，如腿长不等、X形腿或O形腿等。这些异常结构会导致膝关节受到不正常的压力，增加患膝关节炎的风险。

关节外伤

膝关节外伤，尤其是严重的外伤，如骨折或半月板损伤，可能损伤关节软骨，引发膝关节炎。

肥胖

肥胖是膝关节炎的一个重要风险因素。过重的体重会增加膝关节的负担，此外，肥胖还会引发身体的慢性炎症，加速关节软骨的退化。

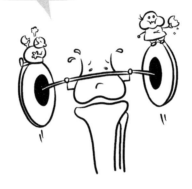

肥胖会增加膝关节的负担

不良姿势和过度使用

长期保持不良姿势、久坐不动或过度使用膝关节，会导致关节软骨磨损，促进膝关节炎的发展。

遗传因素

膝关节炎在一定程度上也与遗传因素有关。有些人可能具有遗传易感性，更容易患膝关节炎。

其他因素

还有一些因素可能增加患膝关节炎的风险，如长期进行高强度运动、关节感染和患代谢性疾病等。

膝关节炎的发生是多种因素共同作用的结果。通过了解这些病因，我们可以采取针对性的预防和治疗措施，减轻患者疼痛，改善其生活质量。保持适度运动、健康饮食和正确的姿势，以及避免膝关节的过度使用和受伤，是预防膝关节炎的重要策略。

疼痛一直在变化，就像流水中的一片落叶，不去管它，它会静静地流走。高明的"疼痛医生"会在大脑里面放一根管道，让疼痛悄悄地流走。

膝关节炎的主要症状是疼痛，不敢走路

膝关节炎的主要症状是膝关节疼痛和功能障碍。随着病情的发展，症状可能会逐渐加重。

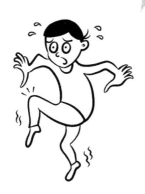

膝关节炎的主要症状是膝关节疼痛和功能障碍

关节疼痛

膝关节炎患者常常感到膝关节疼痛，特别是在运动后或长时间站立、行走后。疼痛一般为隐痛或钝痛，也可能出现刺痛的感觉。在休息或睡眠后，疼痛往往有所缓解。

关节僵硬

膝关节炎患者可能会感到膝关节僵硬，特别是在早晨起床或长时间静坐后。关节僵硬会限制关节的活动范围，使日常活动变得不便。

关节肿胀

受损的关节软骨会引起炎症反应，导致膝关节肿胀，最常见的就是滑膜炎。关节肿胀可能会使膝关节感觉沉重，疼痛的程度增加。

活动受限

膝关节炎会导致膝关节的活动范围受限，难以弯曲或伸直。这会影响患者日常生活中的行走、下蹲和上下楼梯等动作。

关节变形

在疾病的晚期，膝关节炎可能会导致关节变形和力线改变，形成O形腿或X形腿。关节变形会进一步加重疼痛和功能障碍。

症状的个体差异

膝关节炎的症状和程度因个体差异而有所不同。有些患者可能只有轻微的症状，而有些患者可能症状严重，甚至影响日常生活。及早发现和诊断膝关节炎，并采取适当的治疗措施，可以有效缓解疼痛和改善关节功能，提高患者的生活质量。

一个人的认知程度越高，对疾病看得越透。看透了，就不怕疼痛了。

膝关节炎引起疼痛的六大机制

膝关节炎引起疼痛，是由多种生理机制共同作用的结果，包括以下六个方面。

1. 关节软骨退化

关节软骨是帮助关节顺利活动的关键组织。关节软骨逐渐磨损、变薄，甚至消失，导致骨头之间直接发生摩擦，引起关节疼痛和肿胀。

2. 炎症反应

炎症是身体对损伤的自然反应。磨损的关节软骨碎屑可能刺激周围软组织，如滑膜，触发炎症反应，引起关节疼痛和肿胀。

3. 神经末梢刺激

随着关节软骨退化和炎症的产生，关节内外的神经末梢受到刺激，发送疼痛信号到大脑，患者便感受到持续的关节疼痛。

4. 炎症介质的作用

身体会释放被称为"炎症介质"的化学物质，这些物质进一步增强疼痛感并导致关节肿胀。这些化学物质包括前列腺素、细胞因子等，它们在炎症反应中起重要作用。

5. 关节受损的连锁反应

长期的炎症和疼痛导致关节周围肌肉弱化，使活动受限。这种活动受限继续加剧疼痛，并导致关节功能的进一步下降，形成恶性循环。

6. 气滞血瘀，不通则痛

在中医看来，膝关节炎引起疼痛的原因是经络气血堵塞，不通则痛。中医有句古话："膝为筋之府。"筋束骨，骨张筋。筋伤在前，骨损在后。外伤、老化等原因引发关节的筋骨失衡，经络不通，不通则痛。此外，中医还会考虑湿气和寒气的影响。湿气重可能导致关节肿胀，寒气侵袭可能让关节感到僵硬和疼痛。

总之，膝关节炎引发疼痛的生理机制是一个复杂的过程，涉及关节软骨退化、炎症反应和神经末梢刺激等多个方面。这些因素共同作用，导致了膝关节疼痛。

"膝关节软骨不能重生" 是个误解

随着年龄的增长，膝关节软骨会磨损，走路时可能会感到疼痛，甚至无法行走。大多数人认为关节软骨一旦磨损，就不会再生了。这种说法并不准确。

关节软骨的修复能力

实际上，膝关节软骨虽然会随着年龄增长和不断使用而变薄，但它也会不断地进行修复，就像我们的皮肤和头发一样，每天都在新陈代谢。关节软骨由软骨细胞和基质构成，软骨细胞能够分泌基质，从而修复磨损区域。虽然关节软骨的自我修复能力相对较弱，但它能够通过适当的刺激和治疗进行再生。

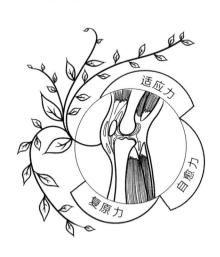

关节软骨修复的科学解释

关节软骨修复的过程包括软骨细胞增殖和基质合成。

软骨细胞增殖：软骨细胞在受到损伤刺激时会增殖，形成新的细胞群。这些细胞能够填补磨损区域，促进关节软骨的再生。

基质合成：软骨细胞分泌的基质主要包括胶原蛋白和蛋白多糖。这些基质成分能够为新生的软骨细胞提供支撑，恢复关节软骨的弹性和韧性。

运动修复关节软骨

即使关节软骨磨损了，只要还没有完全磨光，就可以通过有规律的运动恢复。运动可以刺激软骨细胞，促进基质的合成，从而加速关节软骨修复。运动也能增加关节液的合成代谢，为关节软骨提供营养，增强关节软骨的自我修复能力。

如果关节软骨已经完全磨光，你也不必灰心。科学适度的运动会促进膝关节重新产生纤维软骨，它与正常软骨功能类似，也能起到一定的保护作用。

总之，身体有强大的自我修复力和复原力，通过适当的治疗和运动，患者可以保持膝关节健康，走路不疼，跑步不累。

第四章

膝关节炎的治疗

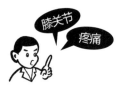

膝关节 疼痛

颠覆！膝关节炎引起疼痛的真相

膝关节炎治疗的最大误区：把人当作机器

人老腿不老，老不等于疼痛

片子有时是『骗子』

对膝关节疼痛的反思：为什么越治越痛

为什么关节疾病不看关节而要看人

膝关节炎的最新治疗原则和核心知识点

告别手术：保守治疗让你摆脱膝关节疼痛

治疗膝关节炎的秘密：慢就是快

真正的健康需要身心合一，而不是二元对立

颠覆！膝关节炎引起疼痛的真相

疼痛是一种强烈的动机力量，驱使我们立即采取行动设法解除。在寻找能有效解除疼痛的方法时，不可避免地，我们会试图弄清楚疼痛产生的原因，这就是疼痛归因。在治疗时，医生都是针对患者的归因进行治疗，归因影响着疼痛的感受和治疗效果。

造成疼痛的原因

过去的观点认为，疼痛完全是由损伤引起的，如椎间盘突出、椎管狭窄、软骨磨损、半月板损伤、骨刺等。这是单纯生物学的视角，强调解剖结构异常的作用——片子异常，导致疼痛。

现代医学模式的演化

随着医学模式的演化，生物-心理-社会医学模式逐渐被证明和接受。这一模式在充分重视生物因素的同时，强调情绪、心理和社会因素在疼痛体验中的作用。

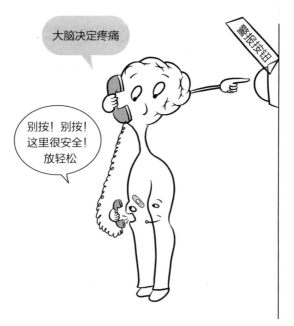

虽然膝关节炎引起的疼痛源于膝关节软骨退化和炎症，但大脑在解释这些疼痛信号时起着关键作用。心理因素，如情绪和压力，可以影响大脑对疼痛的感知，加剧或减轻疼痛感。

大脑和心理状态的影响

可以说，大脑和心理状态在疼痛管理中扮演着重要角色。例如，一个患有膝关节炎的人可能会经历不同强度的疼痛，像波浪一样起伏。在某些日子里，他可能只感觉到轻微的不适，而在其他时候，疼痛可能会变得非常强烈。这种变化部分源自大脑如何解释和处理疼痛信号。

如果处于高压力状态下，大脑可能会对疼痛信号更加敏感，从而感受到强烈的疼痛。即使膝关节的结构没有发生明显变化，心理和情绪状态仍然可以显著地影响疼痛的程度。

理解膝关节疼痛的复杂性，涉及生物、心理和社会因素的共同作用，可以帮助我们更好地管理疼痛。这一认知的转变，将有助于我们更加全面地应对膝关节疼痛，找到更有效的治疗和管理方法。

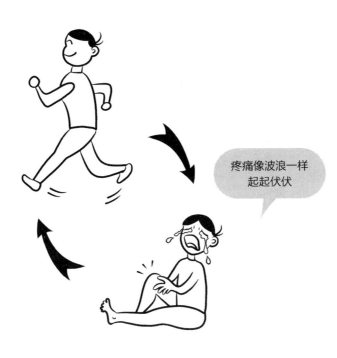

疼痛像波浪一样
起起伏伏

第四章　膝关节炎的治疗

膝关节炎治疗的最大误区：把人当作机器

机器论的局限

机器论忽视了疼痛心理和疼痛认知的重要性。慢性疼痛作为一种持续时间大于3个月的疼痛类型，其致病因素复杂，表现形式多样。它对人体的影响不仅局限于疼痛感本身，还使大多数患者在长期疼痛中伴随心理和情绪问题，如紧张、焦躁、恐惧、委屈和无助。

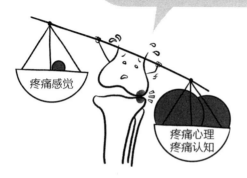

疼痛感觉、疼痛心理和疼痛认知已经成为慢性疼痛治疗的三个重要的组成部分。后两者的权重远远大于生物（结构）的权重

疼痛感觉

疼痛心理
疼痛认知

生物（结构）、心理和社会三部分是疼痛的共性，每个人的疼痛都由比例不同的这三部分组成。遗憾的是，目前对疼痛的治疗只集中在吃药、打针和开刀等针对结构因素的方面，忽略了心理和社会两部分。然而，对于膝关节炎患者来说，心理和社会因素的权重远远大于生物的权重。只针对结构进行治疗，相当于捡了芝麻丢了西瓜。

现行治疗的误区

过度依赖药物治疗：绝大部分患者首选药物治疗。患者长期依赖药物缓解疼痛，虽然见效快，但往往忽略了药物的副作用，而且也未真正改善关节功能。

忽视中医保守治疗：很多患者对膝关节炎有误解，导致忽视了中医保守治疗的重要性，关节功能进一步下降。

缺乏运动康复：多数患者对运动等非药物治疗方法认识不足，未能及时得到有效的康复治疗。

盲目依赖手术：大多数患者认为膝关节软骨磨损到一定程度后，只能依靠手术来解决问题。这是一个最大的误区！

究其原因，是把人当成了机器，机器零件坏了，就换一个，膝关节坏了，也要换一个。这种理念已经明显落伍了。X线、CT和磁共振片子上显示的生物学结构变化程度与疼痛之间没有必然的因果关系，这在国际上早已形成了共识，但遗憾的是国人知之甚少。

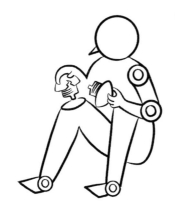

人不是机器，人有强大的适应力、自愈力和复原力

人老腿不老，老不等于疼痛

目前，膝关节炎治疗的现状是生物学的疼痛观依然大行其道。大众普遍认为，引起疼痛的原因很简单，就是由生理病变引起的。特别是中老年人群，他们认为自己年纪大了，因为骨质疏松症、骨质增生、骨关节炎等疾病导致疼痛很正常，治疗措施就是吃药、打针和开刀，没有其他的办法。

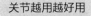

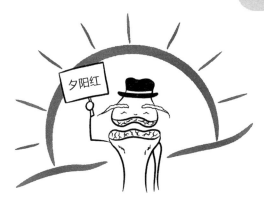

事实上，膝关节炎、腰椎间盘突出症、肩袖损伤、半月板损伤等都是退行性疾病，它们的本质是老化。和人老了脸

第四章　膝关节炎的治疗

上会长皱纹、头发会变白一样，我们的关节里面也会长出"皱纹"，但这并不表明身体里面发生了多严重的损伤。在这个老化的过程中，关节开始出现一些不适应，表现为疼痛和僵硬，结果就被当成了疾病。

心理和社会因素的重要性

普遍的观点认为，不愉快的感觉是由疼痛引起的，即先有疼痛后有不愉快的感觉，疼痛是因，不愉快的情绪体验是果。这种观点完全忽视了心理和社会因素在疼痛中所起的作用。实际上，老化与疼痛完全是两回事，二者没有直接关系。疼痛的症状因人而异，有着非常大的差别。

破除老化必然带来疼痛的误区

老化是自然规律，人人都无法避免。人总是要老的，但老化是不是一定会疼痛？当然不是！膝关节疼痛并不是随着老化必然发生的。看看我们周围，很多老人有罗圈腿，但是可以正常走路，游山玩水都没问题，膝关节基本不痛。也就是说，只要适应了老化的膝关节，完全可以正常生活，我们不要把它当成疾病。

我们完全可以打破健康和疾病的二元对立状态。在健康和疾病之间存在一大片灰色地带，在这片灰色地带里，只要解决了疼痛，关节可以自由活动，这也是一种健康状态。

片子有时是"骗子"

在二十多年的临床实践中，我发现很多患者的X线、CT、磁共振片子上显示病理改变很严重，但他们的疼痛却很轻微，甚至完全不痛。反之，疼痛很明显但片子显示病理改变很轻微的患者也非常多见。

疼痛和我们的直觉恰恰相反。慢性疼痛患者久治不愈的根本原因，其实不是"病"还没好，而是大脑太敏感了。所谓的组织损伤都会复原，但大脑里的疼痛警报器却变得非常敏感，一直在报警。

所谓"结构之上看结构，透过片子看门道"，指的是既要看结构，又不能只局限于结构。现在我们的问题不是不重视结构，而是太重视结构了。可是，我们不仅要看到结构，还要关注结构以外的信息。把握全局，才不会被局部所限制，才能走出疼痛的困局。我们现在的医学以结构诊断为主，基于静态结构来推测功能，这是完全错误的！过度强调结构和疼痛的关系的结果，往往是越治越痛！

结构与功能的脱节

想象一下，两个人都存在膝关节问题，一个人走路时几乎不痛，而另一个人痛得无法行走。你可能会想，那个不痛的人的膝关节一定比较健康吧？实际上，有的人的膝关节看起来很不好，却几乎感受不到疼痛；有的人的膝关节看起来没什么大问题，却痛得厉害。这说明膝关节疼痛不仅是因为膝关节损伤，还有其他因素在起作用，如心理状态、压力水平，甚至我们怎么看待自己的疼痛，都可能影响对疼痛的感知。

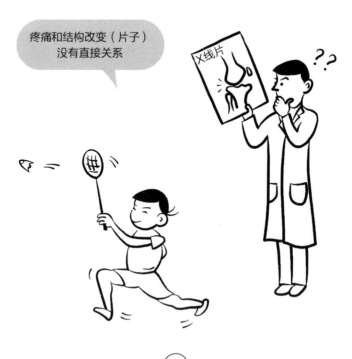

这也是为什么一些特别的治疗方法，如适度运动和锻炼，不仅关注膝关节本身，还会帮助患者从心理上调整对疼痛的感受，从而减轻疼痛。专注于日常生活中的"小确幸"，与家人共度美好时光，进行一次愉快的散步，或者品尝一顿美味的饭菜，这些积极的活动都可以帮助减轻疼痛。

反之，消极的应对方式，如逃避问题、消极等待或依赖他人，都可能会让情况变得更糟：避免活动可能导致肌肉萎缩和关节僵硬，从而加剧疼痛；坐等别人来解决问题，可能永远都不会有实质性的改变。

人不是机器，人是万物之灵。一旦忘记了这一条，接下来就是无穷无尽的痛苦。

对膝关节疼痛的反思：为什么越治越痛

膝关节疼痛是人类最常见的肌骨类问题之一。许多人认为膝关节疼痛是由于膝关节内部某些结构出了问题，因此去拍片子，看看是否有异常。医生告诉他们，关节软骨磨损了，或者半月板撕裂了。听到这些后，他们觉得自己的膝盖很脆弱，需要小心保护，开始避免一些活动，如上下台阶、提重物等。他们越来越少动，越来越害怕疼痛。结果，膝关节疼痛不仅没有好转，反而变得更严重、更持久，严重影响了他们的生活质量。

越治越痛的恶性循环

因为我们被误导了！我们被告知了一些与疼痛无关甚至错误的信息，却把它们当成了疼痛的原因，例如，膝关节结构脆弱、活动有害等。这些错误信念增加了患者的恐惧和焦虑，加剧了其大脑对疼痛的敏感度，降低了患者敢于活动的信心。长时间的不活动又会持续引起关节处的肌肉流失和肌肉力量下降，加重疼痛。

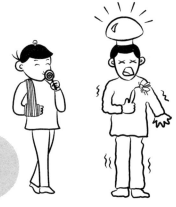

> 疼痛是一种感觉，是大脑对身体的反应。疼痛不一定意味着身体有什么损伤，也不一定和损伤的程度成正比

结构与疼痛的关系

许多研究表明，结构改变（片子）与疼痛之间没有必然联系。临床上发现，很多人的膝关节软骨磨损或半月板撕裂，但他们并不感到明显疼痛。相反，很多人虽然感到疼痛，但他们的膝关节软骨和半月板并没有什么异常。因此，我们不能根据身体结构或力学方面的异常来判断患者是否有问题，也不能根据改善了身体结构或力学方面的异常来判断是否治好了患者。

关注功能而非结构

我们应该关注的是如何恢复正常的功能，功能远远大于结构。要从生理和心理两方面来理解和治疗疼痛。疼痛是一种感觉，是大脑对身体当下状态的反应。疼痛不一定意味着身体有什么损伤，也不一定和损伤的程度成正比。疼痛受到很多因素的影响，如情绪、信念、经验和环境等。我们应该学会主动管理自己的身体，而不是依赖药物，甚至手术。

2013年，澳大利亚的学者做过一个研究，以土著人群为对象，比较了健康宣教对患者的影响。腰痛是人类的通病，土著人群不坐办公室、不开车，但他们也有腰酸背痛的现象。很多参与这个研究的人都相信他们的腰痛是生物力学

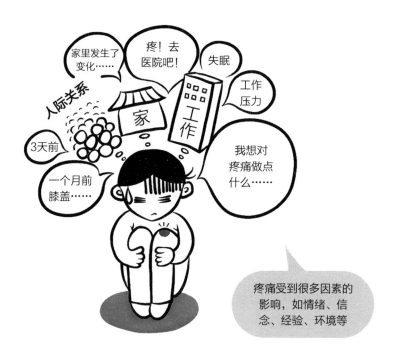

方面的原因导致的，即腰痛是由脊柱的某些结构改变或脆弱引起的。这些想法大部分是从医院听来的。他们对自己的腰痛很悲观。这些人的腰痛活动障碍评分要高于那些没有和医疗人员接触过的人，后者对自己的腰痛持有正面、乐观的态度。

总之，治疗膝关节疼痛，不仅需要考虑生理因素，还需要重视心理和情绪因素。放下对结构的过度关注，转而关注功能恢复和情绪管理，才能真正走出疼痛的困局。

人总是会经历痛苦的，有时是身体上的伤害，有时是心灵上的创伤。现在，更多的人面临人际关系的考验。被所谓的幸福绑架才是悲哀的。

为什么关节疾病不看关节而要看人

很多患者对疼痛非常敏感——被疼痛控制了，就不敢动了。结果是越不动，肌肉力量越弱，再动起来就会更疼，也就更不敢动了。这形成了一个恶性循环，导致疼痛久治不愈。只要我们能减轻患者对疼痛的敏感性，患者就敢运动了，即使是坐在轮椅上几年的患者也能马上站起来走路，这样的奇迹每天都有。

退行性骨关节病变不需要开刀

退行性病变是一个缓慢的演化过程，这种演化与疼痛无关。在演化过程中，我们必须把被疼痛控制的部分夺回来，认识到膝关节是我们的，得由我们来控制，而不是被疼痛控制，变成疼痛的奴隶。

夺回膝关节的控制权有方法，这个方法就是运动。通过运动，我们可以摆脱被疼痛控制的状态，恢复对膝关节的控制权。想象一下，如果膝盖不疼了，能上下楼了，能快走了，能轻松走一万步，那谁还会在意膝关节是不是退变了？

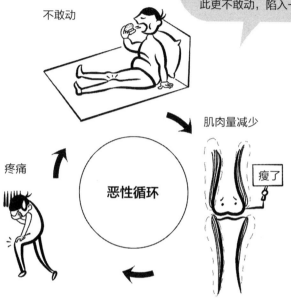

就像头上的白头发，有谁会数有多少根？对于退变老化的关节，只要你适应了，它就不再是病了。

治疗关节疾病的关键，在于打破恶性循环。减轻疼痛敏感性，恢复肌肉力量，是打破恶性循环的核心原则。积极合理的运动是"关键的一击"，它能瞬间扭转疼痛，夺回主动权。

第四章　膝关节炎的治疗

科学道理

神经可塑性：研究表明，大脑和神经系统具有高度的可塑性，能够根据经验和环境变化进行调整。这意味着通过正确的锻炼和治疗，可以改变大脑对疼痛的感知，提高耐受度。

炎症反应：炎症反应是身体对损伤的自然反应，但并不意味着需要完全避免运动。适度的活动可以促进血液循环，帮助清除炎症介质，减轻疼痛。

心理因素：心理状态对疼痛的感知有着重要影响。积极的心态和正确的认知可以减轻疼痛的敏感性，而消极的心态和错误的信念则会加剧疼痛。

肌肉力量：肌肉力量增强，可以减轻关节的负担，稳定关节，减少疼痛的发生。功能锻炼是恢复关节健康的重要手段。

可行有效的建议

运动循序渐进：开始时选择轻松的运动，如步行或游泳，逐渐增加强度和时间。运动不仅可以增强肌肉力量，还能提高关节的稳定性和灵活性。

功能锻炼：通过有针对性的锻炼来增强肌肉力量和稳定

性，如核心训练和下肢力量训练。具体的练习包括腿部伸展、弯曲训练，以及平衡练习等。关于这些内容会在后面的运动章节里专门介绍。

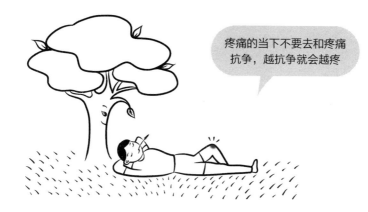

疼痛的当下不要去和疼痛抗争，越抗争就会越疼

第四章　膝关节炎的治疗

膝关节炎的最新治疗原则和核心知识点

膝关节炎是一个缓慢老化的过程，不是疾病

膝关节炎是缓慢老化的过程，身体完全能够适应这种老化。人是万物之灵，是一个复杂的生命体。我们不应把老化的膝盖当成敌人，而是要依靠我们的潜能和力量，调动自身强大的修复力和适应力。通过积极的治疗和护理，我们可以快速适应老化，摆脱疼痛的困扰，恢复正常的行走能力，回到健康的状态。

运动是治疗膝关节炎的首选方法

运动是有效的缓解膝关节疼痛的方法。该疗法的核心优势如下。

强化关节周围肌肉力量：积极主动的运动可以稳定关节，保护关节软骨。

纠正下肢力线：矫正关节畸形，延缓关节软骨磨损。

运动不仅能有效减少膝关节炎引起的疼痛，改善关节活动受限的情况，而且没有药物或手术带来的副作用。

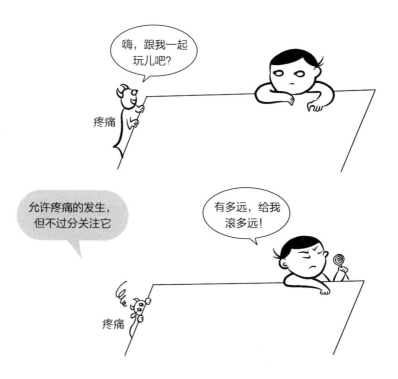

调整生活方式对缓解膝关节疼痛同样重要

人体是一个复杂的生态系统，整体观念尤为重要。调整生活方式的建议如下。

控制体重：避免关节承受过重的负担。

避免过度劳累：减少给关节的额外压力。

选择合适的鞋子：提供良好的支撑和缓冲。

使用辅助器具：如拐杖或护膝，帮助减轻关节负担。

确定目标和定期随访

医生应为患者确定短期和长期目标，并定期随访。这样可以帮助患者有计划地进行治疗和锻炼，医生可以及时评估效果和调整方案。

我们每个人都要为自己的疼痛负责。因为疼痛与我们的自身认知有关。

告别手术：保守治疗让你摆脱膝关节疼痛

国际顶尖的医学期刊 *JAMA* 发表了一篇关于膝关节疼痛的权威研究论文——*Evaluation and Treatment of Knee Pain*，这篇论文完全颠覆了以往的认知。

手术的没落

在过去，手术治疗如关节置换和关节镜手术是膝关节疼痛的常见选择，然而该论文颠覆了这一传统观念。研究指出，手术治疗在未来将逐渐被淘汰，因为保守治疗在大多数情况下效果显著且风险较低。保守治疗已被证明是治疗膝关节疼痛的更有效和更安全的方法。

保守治疗的颠覆性优势

保守治疗是一种非侵入性的治疗方法，相较于传统的手术治疗，具有以下颠覆性优势。

安全性：非手术方法通常风险较低，减少了手术带来的副作用和并发症。

整体性：中医强调整体观念，通过调理全身健康来缓解膝关节疼痛，不仅治标，更治本。

个体化：每个人的身体状况和病情不同，保守治疗可以根据个体差异进行调整，提供更贴心的治疗方案。

自我管理：教育和自我管理计划赋予患者更大的控制权，使他们能够更好地管理自己的状况。

身心合一：中医强调形神一体和天人合一，情志与身体健康密切相关。通过调节情绪、减压和适度运动，可以激活身体的自然复原力。

运动就是要防止疼痛慢性化。

治疗膝关节炎的秘密：慢就是快

俗话说得好，一口吃不成胖子。这句话放在膝关节炎的治疗上也非常贴切。膝关节炎引起的疼痛可以治好，但就怕患者太着急。越着急越疼，越着急越好不了。如果能学会放松，静下心来，坚持治疗和锻炼，疼痛就会逐渐好转。

慢性劳损与急性损伤的区别

对于因严重外伤引起的骨折，手术治疗是必要的。然而手术只是康复的第一步，之后需要坚持不懈地进行康复运动和治疗。这是一个漫长的过程，急不得。如果认为手术后就万事大吉了，现实会狠狠惩罚你，给你留下难以忍受的后遗症。

慢性劳损造成的膝关节炎，除了疼痛，还会有肌肉痉挛和韧带粘连症状；时间长了还会产生瘢痕组织，严重时会导致关节变形、关节软骨和半月板磨损。在这种情况下，治疗急不得。虽然打封闭针能够依赖激素快速消炎，但激素的副作用不容小觑。关节的筋骨失衡需要通过运动一步一步地治疗，从病根上纠正，疏通经络，调正力线。

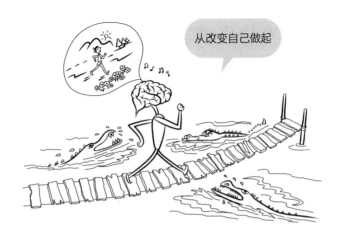

膝关节炎治疗的关键：大局观

治疗膝关节炎需要下苦功夫。在正常治疗的同时，必须从病因上找解决办法，从饮食、运动、睡眠和心理等多个方面进行干预，这是解决膝关节疼痛问题的不二法门，而且没有捷径可走。

慢就是快。如果耐不住性子，一心求快，反而欲速则不达，甚至付出沉痛的代价。任何慢性病的治疗都是如此。先明白道理，再躬身实践，做到知行合一。改变自己不容易，但一旦接受了科学的观念并做出改变，走在正确的治疗道路上，一定会摆脱疼痛的困扰。

把一件简单的事一直做好就不简单，把一件平凡的事一直做好就不平凡。治疗膝关节炎，慢就是快。耐心、坚持和科学的方法是关键。与大家共勉。

真正的健康需要身心合一，而不是二元对立

在现代医学中，疾病常被分成身体疾病和心理疾病两部分，形成了二元对立的状态。人们认为疾病要么是生理问题，要么是心理问题。然而在大部分情况下，这两者是无法分开的。

身心合一的健康观念

根据国外的研究数据，除了一些急性特殊情况，约85%的疾病都是生理问题和心理问题交织在一起、共同作用的结果。许多人尚未认识到这一点，导致疼痛的治疗效果不佳或久治不愈。中医讲究形神合一、以人为本，提倡一元论，强调治疗时要把生理问题和心理问题结合在一起，关注二者的交互作用，而不是分开对待。

中西医结合的新方向

现在西医也逐渐认识到，大部分疾病都是生理问题和心理问题交织在一起、互相影响的，而不是二元对立的。这为

　　　　　　　　第四章　膝关节炎的治疗

进一步研究中西医结合学科提供了一个重要方向。

科学依据

神经系统的双向调节：神经系统不仅控制身体的生理功能，还与心理和情绪密切相关。例如，压力会引起大脑释放应激激素，这些激素会影响免疫系统，进而影响身体健康。

慢性疼痛的心理因素：慢性疼痛不仅是生理上的损伤，还包括心理因素的影响。焦虑、抑郁等情绪会加剧疼痛感。研究表明，通过心理治疗，如认知行为疗法，可以有效缓解慢性疼痛。

真正的健康需要身心合一，而不是二元对立。通过综合治疗方案，我们可以有效地管理疾病，改善患者的整体健康水平。中西医结合的治疗方法，不仅关注身体的生理问题，还重视心理和情绪的调节，能够更全面地帮助患者恢复健康。理解这一点，对于提高医疗效果和患者生活质量至关重要。

摆脱疼痛的绝招

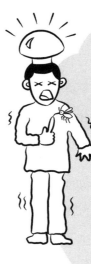

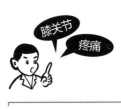

膝关节 疼痛

运动对全身健康的益处

运动疗法在膝关节炎治疗中具有重要优势

保护关节软骨的『两道菜』——钟摆腿和空蹬车

脚趾抓毛巾，人人都要练

肌肉酸痛别害怕！这是膝关节炎治疗逆转的信号

『抖腿』竟然是个好习惯

中医穴位按摩的原理

缓解膝关节疼痛的大穴

运动对全身健康的益处

运动可以治疗疼痛，心态是关键

运动本身就是一种治疗。它在治疗颈肩腰腿痛中的作用是不可替代的。铍针治疗加上运动，有"1+1>2"的效果。在北京冬奥会上，我用铍针缓解了很多外籍运动员和随行人员的身体疼痛，效果立竿见影，向世界展现了中医的神奇魅力。

运动的主动性决定了疗效。在20多年的临床治疗中，我发现有的膝关节炎患者好得快，有的膝关节炎患者好得慢。差别就在于是否进行了锻炼。凡是好得快的患者，都是积极主动进行锻炼的。换句话说，他们选择了"我要动"而不是"要我动"。这种积极主动的心态在国外被称为"自我效能"，即积极主动、心态好的意思。

运动可以促进关节健康

关节喜欢活动，关节为运动而生。如果每天保持适度运动，让关节周围的肌肉始终处于一个良好的工作状态，达到筋骨平衡，就不会产生疼痛，中医的说法叫"筋柔骨正，气血以流"，通则不痛。

反过来说，如果不运动或运动少了，关节四周的肌肉会偷懒、萎缩，肌肉力量就减少了，那么再突然活动的话，关节容易出问题——筋和骨之间出现了不协调，关节容易卡住。筋总不动会变短，影响关节的活动，出现疼痛和活动障碍。很多患者说的"腿后面这根筋扯着我伸不开腿。""膝盖里侧那根筋抻着有点疼。""膝盖外侧那根筋别住了。"……其实都是一样的问题——筋和骨之间的平衡被打破了，筋不听使唤，就会产生疼痛。中医的说法是"筋出槽，骨错缝"，不通则痛。所以说运动是非常重要的，"生命就是运动"这句话一点也不夸张。

运动可以加强补钙的效果

很多中老年人有骨质疏松，需要补钙。但如果光补钙、不运动的话，钙很难补到真正需要它的地方。有研究发现，如果不运动，虽然补进去的钙也会沉积在骨头上，但是并不能减少骨折的风险。光补钙而不运动的话，是无效的。正确的做法是，补钙之后运动，给骨头的两端一个压力刺激，这样钙才会真正补到它应该去的地方，才能真正有效降低骨折风险，达到补钙的目的。

运动可以提高人体协调性，减少意外摔伤

运动还可以增加身体的灵活性、反应性和敏捷性。假如摔一跤，人在落地的一瞬间会有一个主动避让的本能反应，这个是可以练出来的。很多不运动的人一摔就骨折，其实是在着地的一瞬间，他没有任何避让措施，硬摔当然容易受伤。

运动可以长寿

筋长一寸，寿延十年。《美国内科档案》上刊登过一篇研究论文，是对2000个患者随访25年后发现，爱运动的人的寿命比不爱运动的人长10年。我想10年倒不一定，但是能多活几年是肯定的。还有一项研究指出，打太极拳能提高日常活动能力，可以将跌倒和骨折的风险降低一半。另外，晒太阳也是很重要的。按照中医的看法，晒太阳可以补阳气。晒哪里不重要，只要你到户外去。

运动有讲究

有人认为，骨关节炎是一种退行性疾病，因此，得了骨关节炎后应当尽量少活动，特别是关节疼痛的患者。这其实是不对的。

除了骨关节炎急性期、关节肿胀，需要限制活动，其他时期应鼓励患者积极进行运动。适当的运动不仅能防止肌肉

萎缩，延缓关节退变的进展，更重要的是对"三高"（高血压、高血脂、高血糖）及心血管疾病具有防治作用。

有规律的抗阻力锻炼意味着能量资源被分配用于修复和维护如果不活动就退化的组织细胞，身体能变得更强壮。这包括修复肌肉纤维撕裂、修复关节软骨损伤、治愈微骨折，以及释放与运动相关的抗氧化剂和抗炎剂。

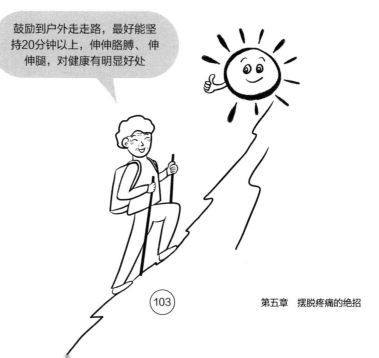

鼓励到户外走走路，最好能坚持20分钟以上，伸伸胳膊、伸伸腿，对健康有明显好处

运动疗法在膝关节炎治疗中具有重要优势

无须药物和手术

运动疗法是一种非侵入性的治疗方法，无须依赖药物和手术，避免了药物的副作用和手术的风险。无论对于轻度、中度还是重度的膝关节炎，运动疗法都是一个安全有效的选择。

缓解疼痛和改善功能

运动可以增强膝关节周围的肌肉和韧带的力量，提高关节的支撑稳定性，从而减轻关节的压力和疼痛。运动还有助于改善关节的灵活性和增加运动范围，增加关节的活动度。

延缓关节退化

膝关节炎是关节组织退化的病理过程，适当的运动可以促进关节的血液循环和营养供应，有助于延缓关节的退化，保持关节的健康状态。

提高生活质量

膝关节炎常常限制患者的日常活动，使患者不敢动。运动疗法可以帮助患者重新恢复日常活动，提升生活幸福感。

自我管理

运动疗法是一种自我管理。患者可以在医生的指导下学习和掌握适当的运动技巧，随时进行锻炼，方便实用。

可以与其他疗法结合

运动疗法可以与其他疗法结合，如中医铍针、药物治疗、物理治疗和针灸等，提高治疗的整体效果。

长期效果持久

与药物治疗相比，运动疗法需要一定时间的积累才能产生疗效，但其持久性较好。通过长期坚持运动，患者可以有效地控制症状，减少膝关节炎的发作频次，控制膝关节炎的发展。

保护关节软骨的"两道菜"——钟摆腿和空蹬车

大多数人不知道，尽管关节软骨没有血管，但它也有吸收营养的方法。替代血管的组织是关节里的滑膜。滑膜是关节囊的衬里，负责分泌关节液，为软骨细胞提供营养。因此，为了促进关节软骨的营养吸收和代谢，日常应多活动膝关节，通过伸展或弯曲关节以刺激滑膜分泌关节液。如果膝关节一直保持静止不动，关节液的分泌就会减少，从而影响关节软骨的营养吸收，使关节软骨处于"饥饿"状态。规律运动对膝关节的健康至关重要。

这种机制适用于身体的任何关节，因为关节就是为运动而生的。即使是在骨折的情况下，尽早开始康复治疗、促进关节软骨的营养吸收和代谢也是非常重要的。因此，膝关节的健康离不开运动，关节软骨的健康也离不开运动。

"两道菜"——钟摆腿和空蹬车

临床上，我经常教患者做两个简单动作。为了方便记忆，我们把它比喻成两道菜——凉菜和热菜。凉菜是钟摆腿，热菜是空蹬车。

凉菜：钟摆腿

锻炼方法：坐在床边，双手交叉抱起一侧大腿，靠近胸口，膝盖自然弯曲，小腿完全放松，像钟摆一样来回摆动小腿50次。双腿交替各做1次。

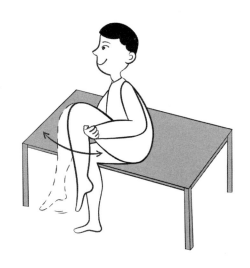

膝关节一屈一伸，关节间隙一开一合，就能把关节里面的关节液挤到软骨里面，为关节软骨提供营养和润滑。

做完50个钟摆腿后，关节软骨得到足够的营养，便可以大大减缓磨损。

热菜：空蹬车

锻炼方法：仰面躺在床上，两条腿像蹬自行车一样，规律地做蹬车动作，唤醒关节。连续蹬50下。

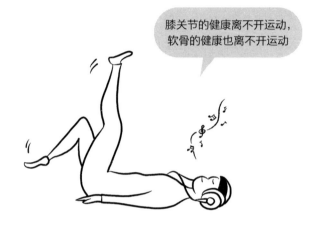

建议早上起床前做这两个动作

早上醒来时，膝关节软骨是最干燥的。因为睡觉时，关节软骨中的水分会向下流动，即使睡得不安稳的人，醒来时关节软骨也是干燥的。如果刚醒来就直接下床踩地，干燥的关节软骨容易产生磨损，特别是本来就有膝关节炎的患者。钟摆腿和空蹬车这两个动作可以使关节软骨中充满润滑的液体，能够大大地减少磨损。

钟摆腿和空蹬车的动作简单易行，可以有效地保护膝关节软骨，促进关节软骨的营养吸收，延缓关节软骨磨损，显著改善膝关节健康。相信自己，通过科学的运动和锻炼，你可以保持膝关节健康，走路不疼，跑步不累。

以前，骨科把颈肩腰腿痛和运动对立起来，其实适当的运动能够缓解疼痛。

脚趾抓毛巾，人人都要练

治膝不能只看膝，还要看脚踝。中医把人看成一个整体，特别是髋、膝、踝这三个关节，彼此联动，互相影响，共同组成了下肢的运动单元。脚底超级重要！双脚是身体的根基，能不能稳稳地踩在地上，直接影响到走路姿态和关节健康，当然也和膝关节疼痛密切相关。

道理很简单。

正常状态下，脚底丰富的触觉感受器会不断向大脑发送信号，帮助调整步态和维持平衡。反之，脚部异常会影响力的传导，从脚部开始的连锁反应可延伸至膝关节和髋关节，甚至向上到达脊柱和上肢。长期不良的力线传导和承载，会加速关节软骨磨损、韧带松弛及肌肉骨骼失衡，从而产生疼痛和不适。

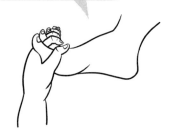

抓脚趾训练可以帮助你逐步找回脚原有的灵活性和功能性

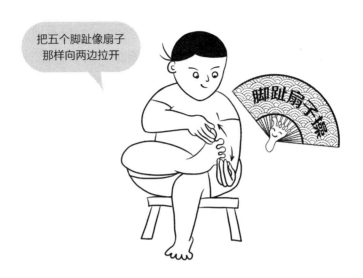

　　如同搭积木一样，底层结构（脚部）的微小变动足以让整个身体的平衡体系发生连锁反应，使得膝盖、腰椎、肩部等承受额外的压力，久而久之，便可能出现各种疼痛和僵硬。

　　脚底还有很多与内脏相连的经络穴位，如果这些地方出了问题，也可能会影响内脏的功能。我们的脚趾本可以像手指那样自由活动，但现在很多人的脚趾已经僵硬不动了。我给膝关节炎患者检查脚部的时候，经常发现本可以活动的关节现在都动不了了，成了"死关节"。

　　膝关节炎患者活动少，双脚因缺乏锻炼而变弱，感觉退化。这又加速了关节软骨的磨损，形成一个恶性循环。

　　怎么办？最简单的做法就是练习脚趾抓毛巾。此方法的目的在于恢复脚趾的正常活动度和延展性。坚持每天训练10分钟，逐步找回脚原有的灵活性和功能性。当脚趾能充分展开并有力地抓握地面时，足弓便得以复原，重心回归正中，身体的稳定性也会大大提升，从而改善膝关节的受力，缓解疼痛。

脚趾抓毛巾练习

1. 准备毛巾：找一块柔软的毛巾，放在地上。

2. 坐姿：坐在椅子上，双脚放在毛巾上，脚趾自然放松。

3. 抓毛巾：用脚趾抓住毛巾的一端，然后慢慢将毛巾拉向自己。重复这个动作，练习脚趾的抓握力量。

4. 持续时间：每次练习约10分钟，每天1次。

"脚趾抓毛巾"动作不仅能有效改善脚部健康，还能通过调整身体的力线传导，从根本上减轻膝关节的疼痛。每个人都可以练习，为自身健康奠定坚实的基础。

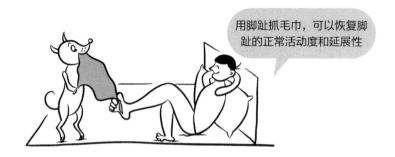

用脚趾抓毛巾，可以恢复脚趾的正常活动度和延展性

肌肉酸痛别害怕！这是膝关节炎治疗逆转的信号

如果你运动时感到肌肉酸痛，那么恭喜你！这是一件好事。这说明运动充分刺激了肌肉，肌肉正在恢复和重生。当你不锻炼时，肌肉可能会转化为脂肪；但当你再次开始锻炼时，免疫细胞会"吃掉"这些脂肪，使其转化为肌肉，这就是肌肉酸痛的原因。事实上，轻松的运动并不会产生太大的效果。只有当你付出一定的努力，并尝试做一些有挑战性的运动时，你才会真正看到锻炼的效果。

肌肉锻炼的多重好处

肌肉锻炼的好处不仅仅是促进肌肉生长，它还可以为身体带来其他的好处，这意味着你不必做很多不同的练习来获得所有的好处。锻炼某个部位的肌肉，如腿部，也会帮助其他部位的肌肉获得营养。对于那些有膝关节疼痛的人来说，锻炼臀肌和大腿肌肉是最佳选择。持续适度的、有规律的锻炼，是摆脱疼痛的不二法门。

运动要设立一个边界，量力而行

无规矩不成方圆。不管做什么都要有个度，运动也一样，不要盲目运动。运动是非常重要的，但是要注意节制。运动时会出现疼痛，但这种疼痛是正常的，只要不超出前一天的运动量，一般都不会有什么危险，甚至疼痛会随着运动的增加而逐渐减轻。为了确保安全，不要过度运动，否则可能会出现潜在的伤害。最好的方式是咨询专业医生，让他们帮助你安排适合自己的运动量。记住，运动要量力而行，循序渐进，才能达到最佳效果。

认知是在一次次疼痛和运动的反思中提高的。

"抖腿"竟然是个好习惯

抖腿，这个在传统文化中常被认为是坐没坐相、不礼貌的举动，现在看来，很可能是个隐藏的健康招数呢！我们都见过这样的场景：一个人坐着，脚尖轻触地面，脚跟不停地上下跳动。虽然这个动作可能会引来旁人的侧目，但最新的研究结果表明，抖腿不仅无害，而且能有效锻炼腿部肌肉，对膝关节炎患者还能起到稳定关节、防止腿部水肿的作用，甚至有助于减肥。实际上，全球大约有2/3的人有抖腿的习惯，很多人甚至是在不自觉地做这个动作。

科学抖腿的奥秘

这里，我要介绍一种特别的"科学抖腿"。它是一种有意识地使用小腿肌肉的练习，主要目的是刺激小腿后部的比目鱼肌。腓肠肌下面有一条扁平的肌肉，因形似比目鱼，故被称作"比目鱼肌"。它与腓肠肌合称为"小腿三头肌"，它们是维持小腿力量的关键。激活比目鱼肌，可以大幅提升局部的氧化代谢能力，对改善全身的脂质和血糖平衡非常有帮助。

科学家还发明了一种新的抖腿方法，叫作"比目鱼肌俯卧撑"。在一项研究中，他们邀请了25名长期久坐的人参与试验。研究发现，经过4.5小时的比目鱼肌俯卧撑训练后，受试者的身体能量消耗增加了120%，血糖和血脂水平也得到了明显的改善。

我们平常应该怎么做呢？当然，4.5小时太长了，建议大家每天至少做1次比目鱼肌俯卧撑训练，每次至少20分钟。你可以在看电视、上网、打电话等空闲时间做这个动作。重点是一下一下地用力抖，抖出节奏。不要太快，达到身心合一的状态是最好的。

具体事项如下。

1. 坐姿准备：坐在椅子上，脚掌平放在地面上。

2. 前脚掌固定：保持前脚掌不动，脚跟抬起。

3. 抖动节奏：双脚跟先抬起再落下，反复进行。

4. 注意力集中：保持稳定的节奏，感受肌肉收缩。

5. 持续时间：每次至少20分钟，每天进行1次。

全身锻炼不可少

尽管比目鱼肌俯卧撑训练简单、有效，但不能替代其他运动。适当地进行一些有氧运动，如散步、跑步、骑自行车等，依然是非常重要的，这样才能增强心肺功能和促进全身的血液循环。

功能锻炼是改善疼痛的法宝，更是膝关节炎患者的福音。

中医穴位按摩的原理

中医认为，身体的不适和疾病往往与经络阻塞、气血不畅有关。通过按摩特定的穴位，可以帮助打通阻塞的经络，促进气血流通，从而缓解疼痛和改善关节功能。

穴位与健康状况的关系

简单来说，我们身体的各个器官和经络系统，平时都保持着一种平衡状态。这时候我们感觉不到穴位的存在——穴位处于关闭状态。如果生病了，和疾病有关的穴位就会有所变化，如变得特别敏感或疼痛，一压就痛，这意味着穴位被激活了。这些变化可以帮助诊断疾病。

《黄帝内经》和《备急千金要方》中都提到了这个现象。《备急千金要方》中记载："又以肌肉纹理节解缝会宛陷之中，及以手按之，病者快然。"意思是，如果器官出现问题，相关的穴位就会有特定的反应。这些都是身体在告诉我们哪里出了问题。

现代针灸治疗的应用

现代针灸治疗也利用了这个原理。研究发现，穴位会根据身体的健康状态而产生开和关的变化。当身体某部分生病了，相关的穴位会变得更加敏感，这时，对这个穴位进行针灸可以帮助调节身体的状态，使身体恢复健康。所以，穴位的开关变化不仅是身体状况的信号灯，也是治疗时的抓手。通过观察和调节这些穴位的反应，中医能够帮助患者调节身体平衡，治疗疾病。

膝关节炎与穴位按摩

当膝关节局部的经脉气血不通时，不通则痛，膝关节周围的穴位就被激活了。如果能准确地找到这些穴位，并加以按揉刺激，就能重新打通经脉，畅通气血，疼痛也就消失了。

中医先贤总结出了人体全身的经络穴位，传之后世，为今人治病提供了明确的指引。我们只要按图索骥，逐个按揉相关穴位，重点按揉疼痛明显的穴位，就可以起到很好的治疗疾病的作用。从众多的临床经验来看，围绕在膝关节周围的一些最常见穴位是治疗膝关节炎最有效的穴位，包括阳陵泉、犊鼻、血海、内膝眼、梁丘、阴陵泉、足三里和鹤顶。

缓解膝关节疼痛的大穴

膝关节周围的重要穴位

1. 血海、梁丘

位置：当下肢绷紧的时候，膝关节上侧肌肉最突出的位置，内侧是血海，外侧是梁丘。

作用：对这两个穴位进行按揉刺激，可以有效增加股四头肌的血液供应。再配合针对股四头肌的力量锻炼，便能够有效地避免肌肉萎缩，对改善膝关节炎引起的抬腿无力和屈伸困难等效果绝佳。

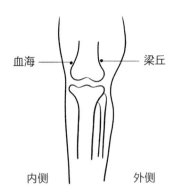

2. 犊鼻、内膝眼

位置：当屈膝的时候，膝盖髌韧带外侧凹陷的位置是犊鼻，内侧凹陷的位置是内膝眼。

作用：对这两个穴位进行适当的按揉刺激，可以增加关节的血液供应，促进滑液分泌，营养关节软骨，避免因为骨骼摩擦而产生疼痛。

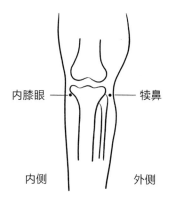

　　颈肩腰腿痛只有两个后果——疼痛和活动障碍，并没有生命危险。所以手术开刀永远不着急，那是最后的选择。

3. 阴陵泉、阳陵泉

位置：在膝盖下，胫骨内侧凹陷的位置是阴陵泉。在膝盖外侧，小腿外侧骨头最高点稍前的凹陷位置是阳陵泉。

作用：对这两个穴位进行按揉刺激，能够疏通下肢整体的经络气血，减轻小腿无力和疼痛的感觉。

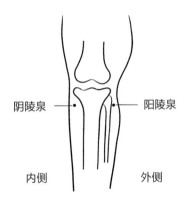

阴陵泉 ——   —— 阳陵泉

内侧   外侧

那些没有调动出适应力和修复力的膝关节炎患者，要么去开刀换关节，要么在恐惧和痛苦中煎熬。

4. 足三里

位置：犊鼻下四横指处是足三里。

作用：对此穴位进行按揉刺激，能够激发局部经络的气血运行，促进血液循环，有助于改善气血不通引起的关节肿胀和疼痛等症状。

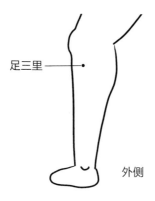

足三里

外侧

膝关节疼痛，不是看关节，而是要看人，患者的信念和心态是不是积极最重要。

5. 鹤顶

位置：位于膝盖髌骨上缘正中凹陷处。

作用：对此穴位进行按揉刺激，能够促进气血运行，增加膝关节周围组织的营养供应，消除膝关节部位的血瘀，减少炎症刺激，加速损伤修复过程，从而缓解关节肿胀和疼痛；同时还能调整下肢筋肉的张力状态，对于风寒湿邪侵袭导致的关节拘挛、活动受限等症状有很好的改善作用。

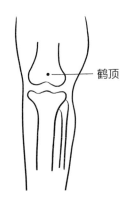

鹤顶

腰腿痛是一个认知不够的病。腰痛和腰椎结构没有关系。腰椎的容错空间很大，像大海一样大。

按摩方法

对以上穴位进行按揉，每个穴位至少按揉1分钟，直到膝关节处有酸胀的感觉为止。可以用拇指或食指进行轻压和旋转按摩。要注意按摩时呼吸保持平稳，尽量放松下来，久久为功。

膝关节为运动而生，为什么很多患者走不了路？因为他们被疼痛控制了，只要把疼痛的控制权拿走，运动能力恢复，即便是坐在轮椅上的患者，也能马上下来走路。

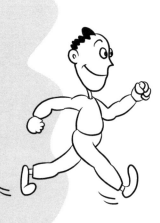

膝关节炎的运动治疗

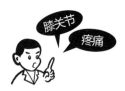

膝关节 疼痛

适合所有人的运动疗法

对于膝关节炎来说，迄今为止还没有能彻底治愈的方法。所有的治疗包括手术，都是为了控制症状，缓解疼痛，改善功能，尽量让膝关节功能衰退得慢一点。

世界各地的大医院和健康组织都建议，无论膝盖、髋部还是手部的骨关节炎，运动疗法都应该是第一选择。这个建议可不是随便说说的，而是基于过去40年里做的80多个科学实验得出的结论。

换句话说，运动疗法是最重要的基础治疗，适合所有人。但是现实情况是，很多患者甚至医生担心运动疗法会加重病情。这其实是杞人忧天了。运动疗法不但安全，而且能

面对疼痛，你越放松，就越有力量。能够把你从疼痛这个"坏蛋"手里拽出来的，从来不是天降神兵，而是你内心的平静和力量感。

明显缓解疼痛。的确，刚开始运动时有些患者可能会有点疼，但这些疼痛并不意味着情况变坏了，而是因为长时间不动，身体需要时间来适应。只要坚持锻炼，关节就会越来越好。

常见的运动有以下几种。

走路

走路是最简单、最方便的运动，对膝关节炎和髋关节炎患者特别友好。每天设立一个小目标，如走20 ~ 30分钟，速度不用快，慢慢走，感觉舒服就行。

游泳

水中的运动对关节非常友好，因为水的浮力可以减轻重力对骨骼、肌肉和关节的负担，使关节受力轻一些。游泳或在水里做简单的伸展、踩水动作，都能帮助放松肌肉，减轻疼痛，对心肺功能也有益处。我曾在日本行医多年，我发现在水中走路也是非常有效的锻炼方式。

骑自行车

骑自行车或骑固定自行车，这种有氧运动能帮助提高心肺功能；同时它冲击力低，对膝关节造成的压力小。记得调整座椅高度，确保膝盖不会过度伸展。

八段锦、易筋经和太极拳锻炼

练习八段锦、易筋经和太极拳这类传统功法，不仅能帮你放松心情，还能提高关节的灵活性和稳定性。运动的时候动作要慢，重点在于呼吸和动作协调，达到身心同治、形神合一的效果。

简单的力量训练

不用把运动想得太复杂，简单的力量训练，如坐着伸腿、绷腿，都有锻炼的效果。使用弹力带做抬腿对抗锻炼，也能帮助增强肌肉力量，保护关节的稳定性，从而从根本上改善疼痛。

萝卜青菜各有所爱，运动项目的选择是因人而异的。如果喜欢走路，就通过走路进行锻炼；喜欢游泳，就通过游泳进行锻炼；喜欢骑车，就骑车进行锻炼。每个人的具体情况不一样，并没有哪项运动一定比其他运动更好。适合自己的就是最好的运动方法。

热身运动

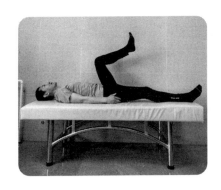

空蹬车

空蹬车是一种适合膝关节炎患者的低冲击性锻炼方法，可以增强大腿肌肉的力量和膝关节的稳定性。

> **具体锻炼方法**

- 躺在瑜伽垫或床上，屈膝，让后背和腰部贴紧垫子或床面，腹部收紧。

- 双腿交替屈伸，做蹬自行车状，像是真的在骑自行车一样。

- 进行50次蹬车动作。

> **注意事项**

- 确保动作平稳流畅，不要用力过猛。

- 注意保持腹部收紧和呼吸平稳。

- 切勿过度伸展腿部，以免加重膝关节的压力。

- 如果感觉膝关节疼痛或不适，立即停止锻炼。

推髌骨

推髌骨的目的是放松髌骨周围软组织，增加髌骨的活动度。

> **具体锻炼方法**

将膝关节尽量伸直或微屈。首先放松大腿肌肉；然后用两手的拇指、食指、中指分别捏住髌骨的边缘，向上缓慢、用力地推动髌骨，达到能推到的极限位置，并保持10秒左右；放松并换一个方向（上、下、左、右共4个方向），每个方向重复5～10次。推的过程中若发现筋结痛点，可推开揉散。

> **注意事项**

● 推髌骨的力度应该适中，不要过大或过小。

● 推髌骨的速度应该缓慢，不要快速或突然变速，避免造成软组织损伤或关节炎性刺激。

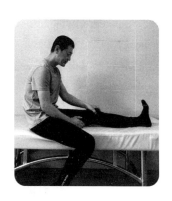

● 应沿着水平面推髌骨到各个方向，不要向下压迫髌骨，以免磨损关节软骨。

脚踝画圈

脚踝画圈是一种用于增加脚踝关节活动范围和灵活性的主动运动。脚踝关节的活动范围和灵活性对于能否保持正常的步态和平衡非常重要。膝关节炎患者往往存在不同程度的脚踝关节僵硬和活动受限，导致步态异常，加重膝关节的负担和骨骼磨损。脚踝画圈可以收缩和放松关节周围的肌肉，增加其力量和耐力，促进血液循环，缓解肌肉疲劳和紧张，改善步态和调整下肢力线平衡。

➤ 具体锻炼方法

平躺在床上，双腿伸直。缓慢将双脚向上勾，尽量向内、向外旋转画圈，想象用脚尖画一个大圆圈。保持转动10 ~ 15次，然后换方向重复。

➤ 注意事项

尽量放松紧张僵硬的肌肉，脚踝发力，最大限度地缓慢转动脚踝。

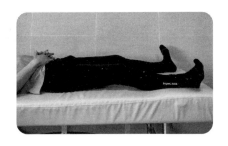

坐位踮脚尖和脚跟

坐位踮脚尖和脚跟是一种适合膝关节炎患者的低冲击度锻炼方法。这个动作可以有效地增强小腿肌肉力量，提高膝关节的稳定性和灵活性，减轻膝关节的负担，改善膝关节的功能，有助于改善疼痛和提高日常活动能力。

➤ **具体锻炼方法**

● 找一把稳固的椅子，坐在上面，双脚平放在地面上，两脚之间的距离与臀部同宽。

● 将脚跟抬离地面，仅脚尖着地，小腿后侧肌肉收紧用力，保持2秒。

● 缓慢放下脚跟，回到坐位时的初始姿势。

● 将脚尖向上抬起，脚跟着地，小腿前侧肌肉发力，保持2秒钟。

● 缓慢放下脚尖，回到坐位时的初始姿势。

● 10 ～ 15次为1组。初始阶段可以每次进行1组，逐渐增加到3 ～ 4组。每天进行2 ～ 3次，或根据个人情况适量增减。

➤ **注意事项**

● 动作要缓慢，避免突然用力或过度冲击膝关节。

● 坐姿端正，保持上身挺直，避免驼背或脊柱扭曲。

● 初始阶段不带任何负重，逐步适应后，可以手持哑铃增加锻炼难度。

拉伸训练

拉伸大腿后侧肌肉

拉伸大腿后侧肌肉可以增加大腿后侧肌肉的长度和柔韧性，是一种被动运动。大腿后侧肌肉包括股二头肌、半腱肌和半膜肌，它们主要负责屈曲膝关节和伸展髋关节。

大腿后侧肌肉对于能否保持正常的步态和姿势非常重要。膝关节炎患者往往存在不同程度的大腿后侧肌肉紧张和短缩问题，导致步态异常，加重了膝关节的负担和关节软骨磨损。拉伸大腿后侧肌肉可以减少其对膝关节的压力，缓解疼痛和关节僵硬，改善步态。

➤ **具体锻炼方法**

- 平躺在床上，双腿伸直并拢。
- 将一条毛巾围在一侧脚部，双手握住毛巾两端。
- 缓慢将该侧下肢向上抬起，并用毛巾牵引脚部向身体方向拉，直到感觉大腿后侧有拉伸感，想象大腿后侧肌肉被拉长。

- 保持该姿势15 ～ 30秒，换另一侧重复。
- 可以根据自身感觉调整毛巾的长度和牵拉的力度。

➤ **注意事项**

- 在拉伸前，应先做一些热身活动，如走路、骑车等，以提高肌肉的温度和周围的血液循环。
- 在拉伸时，应保持呼吸平稳，避免憋气。
- 在拉伸时，腿尽量伸直，逐渐增加拉伸的幅度和力度。
- 适度拉伸，如果感觉到明显疼痛，应立即停止或减小拉伸的幅度和力度。
- 在拉伸后，应缓慢放松肌肉，避免突然松开毛巾，以免造成肌肉或韧带损伤。

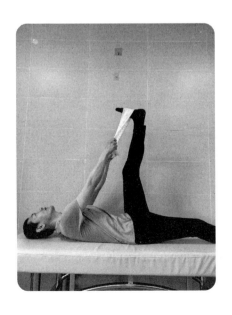

　第六章　膝关节炎的运动治疗

俯卧屈膝

俯卧屈膝是一种简单且有效的锻炼方法，适合膝关节炎患者日常练习。坚持做这个动作，可以放松股四头肌，改善膝关节的灵活性，减轻膝关节疼痛，提高日常活动能力。

➤ **具体锻炼方法**

- 趴在瑜伽垫或床上，面朝下，双腿伸直。
- 将双手放在身体两侧，手掌紧贴垫子或床面。
- 一侧膝关节弯曲，将脚掌抬起，用同侧的手抓住脚踝或脚背，拉向臀部。如果膝关节不太容易弯曲，可以使用毛巾或带子固定脚踝，抓住毛巾或带子拉向臀部。
- 将抓住的脚踝或脚背慢慢向臀部拉伸，直至感觉到大腿前面的股四头肌被拉伸，但不要过度用力或感到疼痛。
- 保持拉伸姿势，感受股四头肌的舒展，尽量保持稳定的呼吸。
- 拉伸一般持续15 ～ 30秒，换腿重复以上动作。每条腿每次做3 ～ 4组。

➤ **注意事项**

- 在进行拉伸动作时，尽量保持身体稳定，避免晃动或扭曲。
- 拉伸时不要用力过猛，应该保持放松的状态，避免对膝关节造成过度压力。

● 在拉伸时保持缓慢的呼吸，不要憋气。这样有助于放松肌肉，增加拉伸效果。

● 每个人的身体情况不同，如果感到明显疼痛或不适，应立即停止动作。

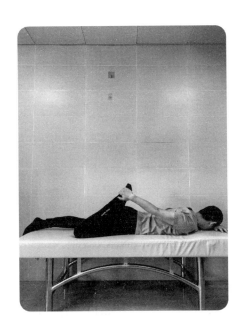

第六章　膝关节炎的运动治疗

弓步拉伸腓肠肌

腓肠肌是位于小腿后面的肌肉，主要负责脚底屈曲和膝关节屈曲功能，是行走、跑步和跳跃的重要推动力。站立弓步拉伸腓肠肌简单而有效，适合膝关节炎患者日常练习。坚持做这个动作，可以增加腿部肌肉的柔韧性，改善膝关节的灵活性，减轻膝关节疼痛，提高日常活动能力。

➤ **具体锻炼方法**

双手自然下垂，一条腿向前做弓步，另一条腿保持笔直并完全伸展，直到小腿后部有拉伸感。双脚分开得越远，拉伸得越深。如果觉得站不稳，可以找一面墙或其他物体支撑身体。每条腿拉伸30秒，重复3次。

➤ **注意事项**

● 拉伸时保持稳定，避免身体摇晃或失去平衡。

● 拉伸时逐渐增加膝关节的弯曲角度，但不要过度用力，避免肌肉或关节受伤。

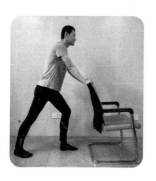

● 在拉伸时保持深呼吸，有助于放松肌肉，增加拉伸效果。

● 根据个人情况调整动作。每个人的身体状况不同，如果感到明显的疼痛或不适，应立即停止动作。

仰卧屈膝

仰卧屈膝是一种针对膝关节内收肌群的拉伸动作，有助于改善膝关节的灵活度和减轻膝关节疼痛，提高关节的活动能力。

➢ **具体锻炼方法**

● 平躺在垫子上，双腿屈膝。

● 双膝逐渐向两侧打开，双脚掌对拢，专注于感受内收肌群的拉伸。

● 拉伸时间一般为15 ～ 30秒，重复3 ～ 4次。

➢ **注意事项**

● 控制姿势稳定。在进行拉伸动作时，保持仰卧姿势稳定，避免身体摇晃或失去平衡。

● 逐渐增加拉伸的幅度，但不要过度用力，避免肌肉或关节受伤。

● 注意呼吸。在拉伸时保持深呼吸，有助于放松肌肉，增加拉伸效果。

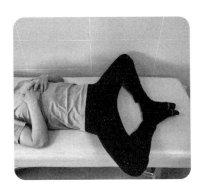

拉伸大腿外侧肌肉

拉伸大腿外侧肌肉有助于改善膝关节的灵活性，并减轻疼痛。

> ➤ **具体锻炼方法**

● 侧卧，把泡沫轴垫在大腿下面（臀部和膝关节之间），脚抬离，另一条腿弯曲放在身前。大腿在泡沫轴上反复滚动后，换边重复。

● 拉伸腿伸直，同时尽量保持上半身挺直，专注于感受大腿外侧肌肉的拉伸。

● 拉伸时间一般为15 ～ 30秒，重复3 ～ 4次。换另一条腿重复动作。

● 逐渐增加拉伸的幅度，但不要过度用力。

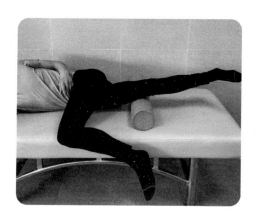

肌力训练

臀桥是用于增加臀部肌肉力量和耐力的主动运动。臀部肌肉包括臀大肌、臀中肌和臀小肌等，它们主要负责伸展髋关节和稳定骨盆。良好的臀部肌肉力量和耐力是保持正常步态和姿势的重要因素。膝关节炎患者往往存在不同程度的臀部肌肉无力和萎缩，导致髋关节功能障碍，加重了膝关节的负担和磨损。通过臀桥锻炼，激活和强化臀部肌肉，可以减少膝关节承受的压力，缓解疼痛和关节僵硬，改善步态，提高平衡能力。

臀桥有多种锻炼方法，可以根据个人情况选择适合自己的。

仰卧臀桥

➤ 具体锻炼方法

平躺在床上或瑜伽垫上，双腿屈膝，脚跟着平躺面。背部挺直，收紧核心，然后抬臀，即用臀部发力将骨盆抬离平躺面，保持1秒钟。缓慢落臀，即用臀部发力将骨盆下放至平躺面，这是一次完整动作。重复30次为1组，做3 ~ 4组。

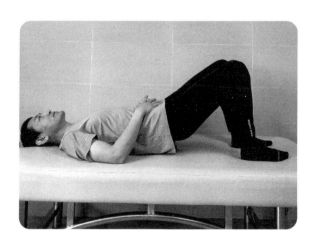

人们把对健康的关心，异化成对身体的攻击，所以疼痛一直不好。其实身体上的伤早就好了，但大脑不承认。

单腿臀桥

➤ **具体锻炼方法**

平躺在床上或瑜伽垫上，一侧腿屈膝着平躺面，另一侧腿屈膝但离开平躺面。背部挺直，收紧核心，抬臀，即用支撑腿的臀部发力将骨盆抬离平躺面，保持1秒钟。落臀，即用支撑腿的臀部发力将骨盆缓慢下放至平躺面，这是一次完整动作。重复30次为1组，做3～4组。换另一侧做同样的动作。

➤ **注意事项**

● 应保持呼吸平稳，避免憋气。

● 重点是找到臀肌的发力感，逐渐增加动作的幅度和力度，保持脊柱稳定和中立。

● 应注意保持身体的对称性和稳定性，避免扭曲或晃动身体。

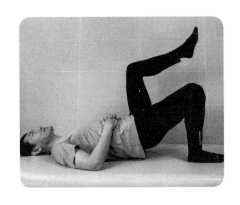

蚌式开合

蚌式开合是一种非常有效的锻炼臀部肌肉的方法，尤其对臀中肌和臀小肌有效。臀部肌肉对于维持骨盆和膝关节的稳定性、改善步态和姿势、预防和缓解膝关节炎等都有很大的作用。

➤ **具体锻炼方法**

● 侧卧在床上或瑜伽垫上，一侧身体紧贴床或瑜伽垫，另一侧身体稍微向后倾斜。贴床一侧的手臂支撑头部，另一侧的手臂可放在身体前方支撑。

● 上面的腿屈曲成90°，下面的腿屈曲，保持背部挺直、核心收紧。

● 呼气，上面的大腿外侧发力，将腿向上抬起，直到感觉臀肌有明显的酸胀感。

● 吸气，上面的大腿外侧发力，将腿缓慢放下。想象双腿像贝壳一样打开再合上，重复这一动作。

● 重复10～15次，换另一侧做同样的动作，此为1组。做3～4组。

➤ **注意事项**

● 在做蚌式开合前，应先做一些热身活动，如走路、骑车等，以提高肌肉的温度和促进血液循环。

● 在做蚌式开合时，应保持呼吸平稳，避免憋气。

● 应逐渐增加动作的幅度和力度，避免过度用力或突然用力，造成肌肉或韧带损伤。

● 在做蚌式开合时，应感觉到臀肌有明显的酸胀感，而不是剧烈的疼痛感。如果感觉疼痛，应立即停止或减小动作的幅度和力度。

● 在做蚌式开合时，应注意保持背部挺直和中立，避免腰椎过度向上顶或下沉，造成腰部不适。

● 在做蚌式开合时，应注意保持身体的对称性和稳定性，避免扭曲或晃动身体。

● 为增加难度，可以使用一根弹力带来增加阻力。将弹力带套在双腿的中间或上部，然后做动作。

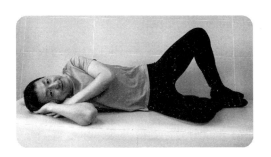

侧卧抬腿

侧卧抬腿是一种用于增加髋外展肌群力量和耐力的主动运动。髋外展肌群包括臀中肌、臀小肌和阔筋膜张肌，主要负责外展髋关节和稳定骨盆。髋外展肌群对于能否保持正常的步态和姿势非常重要。膝关节炎患者往往存在不同程度的髋外展肌群无力和萎缩，导致髋关节功能障碍，加重了膝关节的负担和磨损。侧卧抬腿可以激活、强化髋外展肌群，以此来减少膝关节的压力，缓解疼痛和关节僵硬，改善步态。

➤ 具体锻炼方法

● 侧卧在床上或瑜伽垫上，一侧身体紧贴床面或垫子，另一侧身体稍微向后倾斜。下面的手臂支撑头部，上面的手臂可放在下面的手臂上支撑。

● 两腿伸直并拢，保持背部挺直、核心收紧，这是起始姿势。

● 上面的大腿外侧发力，将腿向上抬到肩膀的高度，然后向前移动45°，脚尖指向前外侧，感受臀腿外侧肌肉的酸胀感。保持15秒。

● 做15次，换另一侧做同样的动作，此为1组。做3～4组。

➤ **注意事项**

● 身体要保持稳定，避免晃动或旋转。

● 注意身体对齐，即头、脊柱和髋部应保持在一条直线上。

● 控制动作的速度，避免突然抬腿或放下。

● 髋部和腿部肌肉收紧，不依赖上身或其他部位的摆动。

● 在进行侧卧抬腿时，应该感到目标肌肉轻度紧张、酸胀，不应该感到过度紧张或疼痛。

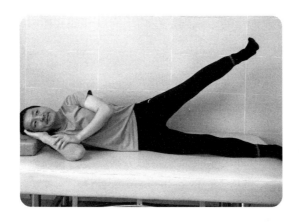

坐位伸膝

坐位伸膝锻炼大腿股四头肌，可以在家中或办公室里锻炼，无须复杂的器材。持续进行这样的锻炼，可以帮助加强大腿肌肉的力量，特别是股四头肌，有助于提高膝关节的稳定性，减轻膝关节的压力，从而缓解膝关节炎症状。

➢ 具体锻炼方法

● 找一把稳固的椅子，并确保它能够支撑你的身体重量。

● 坐在椅子上，背部挺直。

● 将弹力带的一端固定在椅子的底部或底座上，确保它处于稳固的状态。

● 弹力带的另一端系在脚踝处。

● 将系弹力带的腿缓慢地向前伸直，对抗弹力带的阻力。

● 用力收缩大腿肌肉，将脚尖推向前方，直到腿部完全伸直。保持上半身挺直。

● 在腿部完全伸直的最高点保持约10秒钟，然后将腿缓慢放下，回到起始位置。

● 再换另一条腿。每条腿做10次，合为1组。做3～4组。

➢ 注意事项

● 确保椅子牢固，避免滑动或晃动。

● 控制动作的速度，保持动作平稳流畅，避免突然用力或快速收缩。

● 确保股四头肌参与动作，大腿前面有明显的酸胀感，不要依赖其他部位的摆动。

● 注意呼吸节奏，不要憋气。

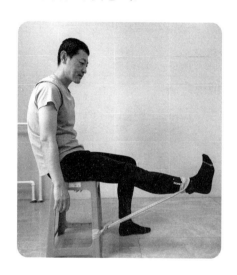

坐位屈膝

腘绳肌是指大腿后侧的三块肌肉，分别是半腱肌、半膜肌和股二头肌。它们的主要功能是屈膝和伸髋，帮助稳定膝关节和髋关节。坐位屈膝可以强化膝关节周围的肌肉，尤其是腘绳肌，还可以改善膝关节的稳定性和灵活性。坚持做此动作，可以减轻膝关节疼痛，也有助于改善行走、上下楼梯等活动的能力。

➢ **具体锻炼方法**

● 找一根弹力带和一个固定点，如桌子腿。将弹力带的一端绑在固定点上，另一端套在一侧脚踝上。

● 坐在椅子上，双手放在身体两侧保持平衡。

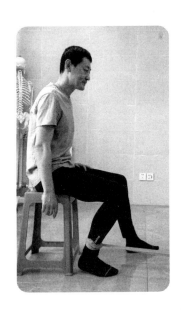

● 保持背部挺直、核心收紧，呼气，用大腿后侧的力量将弹力带拉紧，向身体方向拽，直到感觉大腿后侧有明显的紧张感，保持5秒。

● 重复10次，换另一条腿做同样的动作，此为1组。做3 ~ 4组。

> **注意事项**

● 在进行屈膝动作时，要控制动作的速度和稳定性，仔细感受腘绳肌的发力。

● 确保坐姿端正，背部挺直，避免驼背。

● 不要过度用力，避免造成肌肉或关节的损伤。

● 自然呼吸，不要憋气。

疼痛透露出你对世界的看法。疼痛看明白了，世界就看明白了，也就活明白了。

俯卧蹬腿

俯卧蹬腿练习是同时锻炼大腿和小腿肌肉的主动运动。它可以增强下肢整体的肌肉力量，帮助膝关节炎患者改善膝关节疼痛和僵硬，调整步态，提高平衡力。

➤ **具体锻炼方法**

俯卧，双腿绷直。脚尖撑地，脚跟用力向后顶，大腿和小腿肌肉有明显的紧绷感。想象脚跟不断向后延长，坚持15秒。每天做10次。

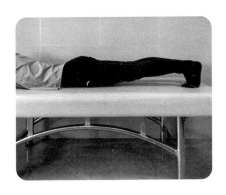

➤ **注意事项**

● 在做俯卧蹬腿练习前，应先做一些热身活动，提高肌肉的温度和促进血液循环。

● 保持呼吸平稳，避免憋气。

● 逐渐增加动作的幅度和力度，避免过度用力或突然用力，造成肌肉或韧带损伤。

● 在做俯卧蹬腿练习时，应感到大腿和小腿肌肉有明显的紧绷感，但不是剧烈的疼痛感。如果感到疼痛，应立即停止。

● 注意保持身体对称和稳定，避免扭曲或晃动身体。

● 根据自身的情况选择单腿做，或者双腿同时做。如果单腿做，应交替换边做。

很多人说十几年前摔了一跤，膝盖就变得不好了，一直疼到现在。这是典型的错误认知。

站立双侧踮脚

站立双侧踮脚练习可以加强小腿肌肉的力量，保持踝关节的稳定性和灵活性。对于膝关节炎患者来说，这个动作是比较安全的，但仍需注意动作姿势要正确。

➤ **具体锻炼方法**

● 站立，双腿并拢，脚掌平放在地面上，双手放在身体两侧或抓住一个固定物体来保持平衡。

● 缓慢提起双侧脚跟，将身体重心转移到脚尖处。

● 尽量踮起脚尖，使脚跟离地，感受小腿肌肉收缩和有紧张感。

● 在踮起的最高点保持5秒，感受小腿肌肉的拉伸。

● 缓慢放下脚跟，恢复原来的站立姿势。

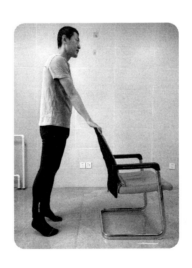

- 重复10～15次。
- 根据个人体力和适应情况，逐渐增加次数。

➤ **注意事项**

- 动作要缓慢、稳定。在进行踮脚动作时，要控制动作的速度和稳定性，避免过快或过急。
- 姿势正确。保持站立姿势，背部挺直，避免驼背。
- 不要过度用力。尽量使用小腿肌肉的力量进行动作，避免用力过猛。
- 呼吸要自然，不要憋气。

很多人认为，以前的受伤导致了现在的疼痛。其实刚好相反，是想法和认知决定了疼痛。

站立单侧踮脚

站立单侧踮脚练习难度稍高，可以有效加强小腿肌肉的力量，保持踝关节的稳定性和灵活性。

➤ **具体锻炼方法**

● 站立，双腿并拢，脚掌平放在地面上，双手放在身体两侧或抓住一个固定物体来保持平衡。

● 一条腿着地，另一条腿屈曲悬空，着地那条腿的脚跟抬起，使身体向上提升。停留5秒钟，再慢慢放下脚跟，恢复原位。

● 重复这个动作10次，换另一条腿做同样的动作，此为1组。做3 ~ 4组。

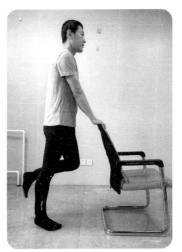

● 根据自己的情况调节动作的速度和幅度，感受小腿后部肌肉的紧张感。

● 根据个人体力和适应情况，逐渐增加组数和次数。

注意事项同上一个动作。

本体感觉训练

　　本体感觉训练是膝关节炎治疗方案的重要组成部分，它能够增加身体的平衡性、膝关节的稳定性和动作的协调性。本体感觉训练可以改善身体对空间和位置的感知能力，提高肌肉对外界刺激的响应速度和准确性。本体感觉训练还可以增强关节周围肌肉的力量，改善本体感受功能和提高关节稳定性；有助于恢复关节周围组织的生物力学平衡，打破肌肉萎缩、关节失稳和疼痛之间的恶性循环；帮助恢复关节的正常功能，减轻疼痛和不适感。

金鸡独立

　　金鸡独立是一种传统的养生运动，可以锻炼人的平衡感、协调性和神经反应；它也可以增强膝关节周围肌肉和韧带的力量，提高膝关节的稳定性和灵活性。

➤ 具体锻炼方法

　　● 站在平坦的地面上，双手放在身体两侧。抬起一条腿，保持平衡，尽量不要摇晃或倒下。

● 可以先尝试10秒，逐渐增加时长，直到30秒或更长时间。

● 换另一条腿重复同样的动作。

● 如果想增加难度，可以闭上眼睛。这样做会调动大脑来对身体各个器官的平衡进行调节，而不是靠着双眼和参照物去协调。

● 这种锻炼方法可以集中意念，将气血引向脚底，极大地改善膝关节的协调性和身体的平衡能力。

➢ **注意事项**

● 姿势正确。保持上身挺直，注意腹部收紧，避免驼背。

● 平衡稳定。在进行金鸡独立时，确保膝盖不晃动或抖动。

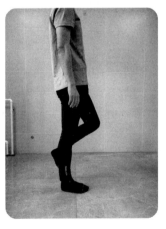

● 使用辅助支撑。初学者或膝关节炎患者可以在练习时使用墙壁或椅子等辅助支撑，以保持身体平衡。

● 适度挑战。根据个人的体力和适应能力，逐渐增加停顿的时间和重复次数。

弓箭步

弓箭步模拟日常生活中的走路动作，可以改善膝关节的稳定性，增强膝关节的控制能力和本体感觉，从而减轻疼痛和不适，提高日常活动能力。

> **具体锻炼方法**

- 双脚站立，与肩同宽。

- 向前迈出一步，膝盖弯曲成接近90°，另一条腿向后伸直。

- 上半身挺直，注意腰背不要前倾或后仰。

- 缓慢地将身体重心转移到前脚，注意保持稳定，膝关节不要超过脚尖。

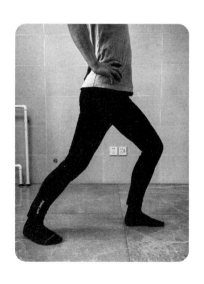

● 保持10秒钟，然后缓慢地回到起始位置。换另一只脚，重复以上动作。

> **注意事项**

● 动作缓慢、平稳，避免突然用力和动作幅度过大。

● 如果感到疼痛或不适，立即停止锻炼。

● 在训练过程中，要保持呼吸均匀，不要憋气。

● 训练结束后做好放松运动，拉伸肌肉和关节。

膝关节就是用来运动的，不动就完蛋了。每天走5000 ～ 7000步，一般是可以的。怎么看运动强度是不是合适？如果运动后的第二天没有疼痛加重，就是合适的运动量。

一字步走路

一字步走路，又称"直线步行"，是一种锻炼膝关节平衡能力和本体感觉的运动。通过这种简单的步行方式，可以提升膝关节的稳定性和协调性，帮助膝关节炎患者改善疼痛症状并提高关节的运动表现。

➤ **具体锻炼方法**

● 站直，双腿并拢。

● 放松肩膀和颈部，头部自然平衡。

● 小步迈出，脚尖直指前方，一步紧挨一步地走，脚步保持在一条直线上。

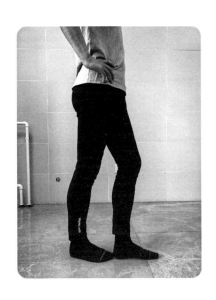

- 步幅适度，不需要动作过大，重点在于步伐稳定。

- 走路过程中膝关节微微屈曲，避免过度伸展带来额外的压力。

- 抬头挺胸，注意保持身体平衡，避免晃动或失去平衡。每迈出一步，尽量感受脚底的抓地感，加强本体感觉。

> **注意事项**

- 膝关节炎患者可以从缓慢的一字步走路练习开始，逐渐加快步伐和减少停顿的时间。

- 在平坦的地面上进行锻炼，避免在不平整或滑溜的地面上行走，以防摔倒或受伤。

- 集中注意力，避免因分心而失去平衡。

疼痛是一位不速之客，如果你不在意，它很快会走。如果你过分关注它，它会彻底打乱你的生活。

运动快速见效的七大窍门

下面写的这些原则是我从临床经验中总结的，虽然可能存在例外的情况，但我发现，如果一直坚持遵循这些原则，绝大多数人都会受益。

每天都运动

运动的本质是重复，重复100遍、重复1000遍……直到动作丝滑无比。大脑"司令部"把命令传达给肌肉，肌肉迅速、精准地做出动作，完成任务。

学习骑自行车，刚开始骑的时候身体僵硬，握把晃晃悠悠，眼睛也没法看前方，好像随时都要摔下来。此时大脑很难协调身体做出准确的动作。一旦学会了骑车，大脑游刃有余，身体协调，动作舒展，骑得又快又稳。运动也是一样的道理，开始运动时身体僵硬，手脚笨拙，甚至左右不分，找不到发力的感觉，这些都是正常的。

只要出发，终将抵达。只要开始锻炼，主动练习，持续一段时间，都会越来越好。因为身体结构就是为运动而设计的，这些都是与生俱来的本能，一开始做得不好无非是忘记了，只要用心练习，都找得回来。

个体化

每一个人都是独一无二的存在，没有一模一样的患者。同样是膝关节疼痛，情况也不是都一样的，有的是上楼疼痛，有的是下楼疼痛，有的是走平地疼痛。当我指导患者进行运动时，我会为他们量身定制运动方案。这些方案在动作变化、频率、负荷和强度等方面均有不同。

简单化

运动方法应该尽可能简单些。越简单越好，才容易让患者接受并付诸实施。我一般不会强调动作的标准程度，也很少纠正患者的动作，更多的是鼓励患者开始活动。因为患者可能平时很少活动，甚至因为疼痛不敢活动，开始时动作生疏是正常的。只要重拾运动，坚持做下去，他们都会越练越有信心，建立正反馈。

保持一定的挑战性

运动的挑战性不仅在于它可能带来疼痛，更在于需要患者付出努力，稍微下一点功夫，面对一些挑战。我会重点关注患者所付出的努力，鼓励患者，这样带来的治疗效果会更明显。

如何判断患者在运动时能够承受的疼痛程度？需要根据

每个患者的病情来灵活调整。这里有一个简单的标准：运动后的24小时内，疼痛有没有加重？如果没有，那么这个运动强度就是合适的，反之是过度了，需要适度休息后减量。

保持耐心

耐心是一种美德。患者被疼痛折磨而失去耐心，这是可以理解的。作为医生，应该给予患者更多的耐心。因为医生是患者的"定海神针"，如果医生失去了耐心，患者瞬间就会感受到，从而产生畏惧情绪，破坏来之不易的治疗关系。

当患者的病情长时间没有明显改善时，他可能出现烦躁情绪，从而对治疗效果产生怀疑。这时应该让患者认识到运动所带来的效果不会那么快。肌力的改善、耐力的增加及神经肌肉控制能力的恢复都需要时间。在治疗后的一周或两周内没有明显改善，并不意味着运动疗法没起作用。

车到山前必有路，希望就在转角处。我经常鼓励患者再多坚持一段时间，效果一定能够显现。这一刻的耐心，或许就让患者避免了一次过度检查和过度治疗。

更多地考虑动作而不是肌肉

即便是最简单的运动，也不会只针对一块肌肉。如果患者有三四块肌肉感到无力，并不意味着需要对这三四块肌肉进行单独锻炼。有时候，一个联合动作就能让所有的肌肉都工作，其效果并不比单独锻炼差；而且因为训练内容少，难度小，患者的依从性更高，更易于坚持。

信心比黄金还重要

对患者来说，直面自己的内心，才是找到答案的关键。如果你总是依赖医生，希望他们能彻底治愈你的疼痛，那么你的症状很可能只是暂时缓解，未来还会卷土重来。真正的治愈不仅在于外在的治疗，更在于内心的改变。

疼痛是生命的一部分，治疗疼痛也是人生的一部分。在这个过程中，患者本人应该是主角。然而，有时候患者会失去这个角色，在疼痛的泥潭中挣扎。只有真正的勇士，才能重新夺回主角的位置。他们勇敢地面对疼痛，打破痛苦的枷锁，积极发挥主观能动性，信心满满地配合治疗，重新站在人生的舞台中央。在这个时刻，强大的复原力才会真正显现，帮助你战胜疼痛，迎接健康和新生。

疼痛是一段旋律，是流水中的一片树叶，静静地来，悄悄地走

每日运动安排

早上：起床时的热身运动（选择1～2个动作）

- 空蹬车：50次。
- 推髌骨：每个方向做5～10次。
- 脚踝画圈：每个方向做10～15次。
- 坐位垫脚尖和脚跟：10～15次。

这些运动适合在起床时进行，帮助唤醒身体，促进血液循环，增强关节的活动度。

白天：拉伸、肌力强化和本体感觉训练

➤ 拉伸训练（选择1～2个动作）

- 拉伸大腿后侧肌肉：每侧保持15～30秒，做3～4次。
- 俯卧屈膝：每侧保持15～30秒，做3～4次。
- 弓步拉伸腓肠肌：每侧保持30秒，做3次。
- 仰卧屈膝：保持15～30秒，做3～4次。
- 拉伸大腿外侧肌肉：每侧保持15～30秒，做3～4次。

➢ **肌力训练（选择1~2个动作）**

- 仰卧臀桥：30次为1组，做3 ～ 4组。

- 单腿臀桥：每侧30次，两侧合为1组，做3 ～ 4组。

- 蚌式开合：每侧10 ～ 15次，两侧合为1组，做3 ～ 4组。

- 侧卧抬腿：每侧15次，两侧合为1组，做3 ～ 4组。

- 坐位伸膝：每侧10次，两侧合为1组，做3 ～ 4组。

- 坐位屈膝：每侧10次，两侧合为1组，做3 ～ 4组。

- 俯卧蹬腿：每次15秒，做10次。

- 站立双侧跐脚：10 ～ 15次。

- 站立单侧跐脚：每侧10次，两侧合为1组，做3 ～ 4组。

➢ **本体感觉训练（选择1个动作）**

- 金鸡独立：每侧保持10 ～ 30秒。

- 弓箭步：每侧保持10秒，做3 ～ 4次。

- 一字步走路：步幅适度，保持稳定步伐。

晚上：拉伸运动

可以选择拉伸训练中的任何一个动作。最好在洗澡后进行，以帮助肌肉放松。

个体化治疗原则

根据个人的具体情况（如臀部、大腿后侧、大腿前侧、小腿肌力不足），进行以下个体化运动。

➢ **臀部肌力不足的运动方案**

● 仰卧臀桥：30次为1组，做3～4组。

● 单腿臀桥：每侧30次，两侧合为1组，做3～4组。

● 蚌式开合：每侧10～15次，两侧合为1组，做3～4组。

➢ **大腿后侧肌力不足的运动方案**

● 坐位屈膝：每侧10次，两侧合为1组，做3～4组。

➢ **大腿前侧肌力不足的运动方案**

● 坐位伸膝：每侧10次，两侧合为1组，做3～4组。

➢ **小腿肌力不足的运动方案**

● 站立双侧踮脚：10～15次。

三联铍针疗法里面的运动，牵一发而动全身，调整的是整体身心。放松去做，循序渐进，患者有了控制力，可以自由调整动作，最终摆脱了疼痛。

第七章

怎么吃让骨质更健康

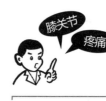

膝关节

疼痛

吃饭七分饱，青春永不老

日常所需总热量的估算

饮食与运动结合

营养多样化的重要性

哪些营养对骨质更有益

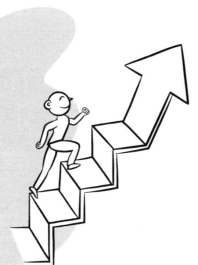

饮食和体重管理对关节健康非常重要，我有一些经验和大家分享。希望所有人，特别是中老年朋友及关注膝关节健康的人士都能从中得到启发和帮助。

疼痛的发生是自然的，有点像喝酒之后的脸红。疼痛是保护、是警报，可以通过循序渐进的运动来缓解。

吃饭七分饱，青春永不老

"吃饭七分饱，青春永不老"这句老话强调了控制饮食总量对于抗衰的重要性，其实它对于膝关节健康亦很重要。

控制体重，减轻膝关节压力

膝关节承受着身体大部分的重量，每增加1公斤体重，膝关节负担会增加5公斤。与之对应，每减少1公斤体重，膝关节承受的压力就减少5公斤。因此，保持适当的体重对保护膝关节至关重要。饮食过量导致体重增加，会加剧膝关节磨损和退化，增加患膝关节炎的风险。

适量饮食，防止肥胖

七分饱的饮食习惯可以有效防止肥胖，减少膝关节的负担。肥胖不仅是膝关节疾病的重要诱因，还会引发其他健康问题，如糖尿病、高血压等，而这些疾病反过来又会影响膝关节的健康。

提供必要营养支持

虽然七分饱意味着不吃得过饱，但也不是指减少营养摄入。合理的饮食结构和适量的摄入才能提供身体所需的营养，有助于维持膝关节的健康。例如，富含钙、维生素D和抗氧化物的食物可以促进骨骼和关节健康。

减少炎症反应

过量饮食，尤其是高脂肪、高糖饮食摄入过多，会增加体内的炎症反应。而膝关节炎是膝关节疼痛和退化的重要原因之一。七分饱的饮食习惯可以帮助控制体内的炎症水平，减轻膝关节的不适感。

促进整体健康

七分饱不仅有利于维持膝关节健康，还能促进整体健康。适量饮食可以改善消化功能，增强免疫力，延缓衰老过程。这些都对保持膝关节的长期健康有积极作用。

七分饱的饮食习惯不仅是保持青春和健康的关键，更是保护膝关节的重要措施。通过合理控制饮食总量，我们可以有效地减轻膝关节负担，预防相关疾病，保持膝关节的灵活性和健康。

日常所需总热量的估算

糖类和蛋白质：每克糖类或蛋白质提供约4千卡热量。

脂肪：每克脂肪提供约9千卡热量。

一个60公斤体重的人每日所需总热量为1350千卡，其热量来源分配如下。

糖类占总热量的50%，即1350×0.5=675（千卡）

需摄入糖类：675÷4=168.75（克）

蛋白质占总热量的20%，即1350×0.2=270（千卡）

需摄入蛋白质：270÷4=67.5（克）

脂肪占总热量的30%，即1350×0.3=405（千卡）

需摄入脂肪：405÷9=45（克）

饮食与运动结合

合理的饮食和适当的运动不仅有助于维持膝关节的健康，还能显著提高患者的生活质量。对于膝关节炎患者来说，饮食和运动的结合至关重要。通过"管住嘴"控制体重，减轻膝关节的负担；通过"迈开腿"增强关节的灵活性和强韧度，减轻疼痛。

饮食的重要性

膝关节炎患者的饮食需要特别注意控制热量摄入，以免体重增加太多。因为体重增加会显著加剧膝关节的压力。减少5公斤的体重，膝关节的压力就会大幅减轻，疼痛感也会减轻。

膝关节炎患者应多摄入抗炎食物，如富含 ω-3脂肪酸的鱼类、富含抗氧化剂的水果和蔬菜（如蓝莓、菠菜）等。这类食物有助于减轻炎症反应，缓解关节疼痛。

保持膝关节健康需要摄入足够的钙、维生素D和蛋白质。奶制品、坚果和豆类是良好的钙和蛋白质来源。

运动的重要性

运动不仅有助于控制体重，还能增强关节的灵活性和强韧度。

适当的运动可以提高关节的灵活性，帮助支撑膝关节。由于水的浮力作用，游泳和水中运动可以减轻膝关节的负担，是膝关节炎患者理想的运动方式。

运动可以刺激体内的天然止痛机制，减轻关节疼痛。例如，规律的低强度有氧运动如步行、骑自行车，不仅能增强心肺功能，还能减轻膝关节疼痛和僵硬。

举个例子

张女士，55岁，患有膝关节炎1年。她每天摄入1500千卡热量，避免摄入高脂肪、高糖食物，多吃鱼类、蔬菜和全谷类食品。3个月后，张女士的体重减轻了5公斤，配合臀桥锻炼增加膝关节的稳定性，她的膝关节疼痛明显减轻，健步如飞，整个人都年轻了不少。

疼痛是保护，是朋友，但有时也是一位难缠的对手，打扰你的生活。

营养多样化的重要性

营养多样化指的是通过摄入多种食物，确保身体获取足够的营养素。这种饮食方式不仅有助于全面满足人体的营养需求，还能促进健康，预防多种慢性疾病。

在日本学习和工作了十几年，我发现日本人在饮食上非常下功夫。

一餐典型的日本家庭饭菜举例

主食：米饭。

蛋白质：烤鱼、鸡肉、鸡蛋卷、豆腐。

蔬菜：煮菠菜、凉拌黄瓜、腌萝卜、海藻。

附加食品：纳豆。

这顿饭虽然看起来简单，但包含了多种食材，涵盖了谷类、鱼类、豆制品、蔬菜等食物类别。

　　　　　第七章　怎么吃让骨质更健康

食物多样性的好处

营养摄入全面：多样化的食物来源可以提供更全面的营养。鱼类提供优质蛋白质和 ω-3 脂肪酸，蔬菜和水果富含维生素和矿物质，豆类和坚果提供膳食纤维和植物蛋白。

预防慢性疾病：多样化的食物摄入能提高抗氧化剂的摄入量，减少炎症反应，增强免疫功能，有助于预防心血管疾病、糖尿病和某些癌症。

促进消化健康：不同种类的食物能提供多种膳食纤维，有助于维护肠道健康，促进消化功能，防止便秘和其他消化系统疾病。

提升生活质量：食物多样不仅在营养方面有益，还能提升饮食的趣味性和享受度，增加用餐的愉悦感。

我们可以努力在日常饮食中增加食物的种类，注重营养的全面摄入。

多种谷类和豆类：避免单纯的精米、精面，尽可能在主食中加入不同的谷物和豆类，如糙米、燕麦、红豆、绿豆等。

丰富的蔬菜、水果种类：每天食用多种不同颜色的蔬菜和水果，如胡萝卜、西兰花、菠菜、草莓、蓝莓等。

多样的蛋白质来源：如鱼类、家禽、瘦肉、豆腐、鸡蛋和坚果。

健康的脂肪：选择健康的脂肪来源，如橄榄油、鱼油、亚麻籽油和坚果。

 疼痛不是非黑即白，也不是二元对立的。它是动态变化的，因为我们的大脑在不停地扫描和判断。

第七章　怎么吃让骨质更健康

哪些营养对骨质更有益

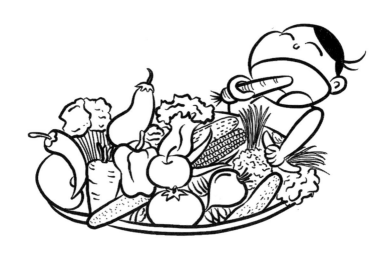

深海鱼和 ω-3 脂肪酸

深海鱼如鲑鱼和金枪鱼，以及核桃、大豆、油菜、甘蓝、菠菜等食物富含 ω-3 脂肪酸。这种脂肪酸具有多种健康益处，尤其对关节和骨骼健康有显著的积极影响。

科学原理：ω-3 脂肪酸中的 EPA 和 DHA 成分可以减少炎症反应。炎症是导致骨关节炎和骨质退化的重要因素之一。

体内的炎症减少，可以缓解关节疼痛，改善关节功能。研究表明，ω-3脂肪酸还可以增加骨密度，减少患骨质疏松症的风险。

膳食纤维

膳食纤维不仅对消化系统有益，还能促进骨骼健康。

科学原理：膳食纤维可以调节肠道菌群，促进有益菌生长。有益菌能够产生短链脂肪酸，这些代谢产物有助于减少体内的炎症反应。此外膳食纤维还能改善肠道对钙和其他矿物质的吸收，增加骨密度。研究发现，高纤维饮食与更高的骨密度和更低的骨折风险相关。

奶制品

钙是骨骼健康的基石，牛奶、酸奶等奶制品是钙的重要来源。

科学原理：钙是骨骼的主要成分，占骨骼重量的70%以上。充足的钙摄入可以促进骨矿化，增加骨密度。奶制品中的钙具有高生物利用度，易于被人体吸收和利用。

新鲜蔬果

新鲜的蔬菜和水果富含多种维生素（如维生素A、维生素C）和其他抗氧化物质，这些成分对于骨骼健康也非常重要。

科学原理：自由基是由体内的氧化反应产生的不稳定分子，会导致细胞损伤和炎症反应。抗氧化物质可以中和自由基，减少自由基对骨细胞的损伤。此外，维生素C对于胶原蛋白的合成至关重要。胶原蛋白是骨基质的主要成分，与骨骼的强度和弹性有关。

维生素D_3

维生素D_3是参与钙代谢和维持骨骼健康的关键营养素，对于保持骨骼强度和预防骨折至关重要。

科学原理：维生素D_3可以通过饮食摄入或皮肤暴露在阳光下合成。它在肠道内促进钙的吸收，并在肾脏中调节钙的再吸收，从而提高血液中的钙浓度，确保骨骼获得足够的钙质。维生素D_3不足会导致钙吸收不良，引发骨质疏松症和软骨病。

疼痛是一个警报系统，时刻提醒我们，保护我们。但是警报太灵敏了，就不一定是好事了。

第八章

减重，创造远离膝痛的奇迹

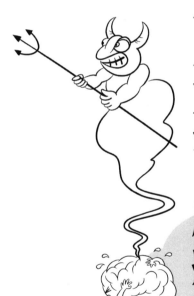

膝关节炎唯一公认的病因——体重超标

减肥的关键是『管住嘴』，而不是『迈开腿』

减重30斤，我自己的经验

最温柔的减肥法——只需要改变吃饭的顺序

膝关节炎唯一公认的病因——体重超标

患膝关节炎的原因很复杂，但是有一个公认的原因，就是超重。超重会使关节周围组织肥胖，超过临界点则导致组织敏感，炎症增加，产生疼痛。有趣的是，当膝关节疼痛痊愈后，患者的体重也会迅速降低。这表明肥胖可能是大脑的懒惰和无所作为导致的。

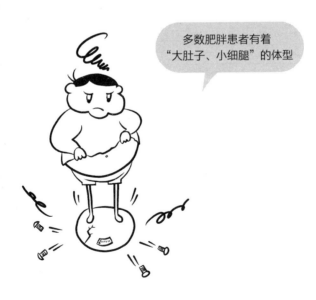

多数肥胖患者有着"大肚子、小细腿"的体型

我们在走路的时候，膝关节承受的压力是体重的5倍，而下楼梯时，膝关节承受的压力则达到体重的8倍。体重直接决定了膝关节的负担。体重越重，膝关节所承受的压力越大。因此，保持合适的体重对保护膝关节是非常重要的。

超重的影响

体重增加不仅影响膝关节的健康，还直接影响身体的健康状态。超重不仅给膝关节带来压力，还可能导致心血管疾病和糖尿病等多种健康问题。所以，减重不仅是为了避免膝关节损伤，更是为了提高身体的健康水平和患者的生活质量。

多数肥胖患者往往是"大肚子、小细腿"，这通常与腹部脂肪堆积有关。这些顽固的脂肪会影响血液循环，阻碍血液从腿部回流至心脏。如果你发现夜里小腿经常抽筋，那么是时候关注一下你的腹部了。腹部肥胖除了影响血液循环，还会导致腰椎和骨盆位置改变，进而影响站立和走路的姿势，甚至可能导致O形腿产生。

为了膝关节和全身健康，请控制体重，积极锻炼，保持健康的生活方式。

减肥的关键是"管住嘴"，而不是"迈开腿"

谈到减肥，许多人首先想到的是锻炼。然而，对于膝关节疼痛的人来说，这可能并不是最佳选择。事实上，通过改变饮食习惯来减轻体重通常比增加运动量更为有效。现代人的健康问题更多来自营养过剩，而不是营养不足。因此，减肥的首要任务是"管住嘴"，少吃，制造能量缺口，减少不必要的热量摄入。

胖1斤跟玩儿似的，而瘦1斤跟玩儿命似的。少吃这件事，实际上没有那么难，这里面有几个小窍门。

1. 减少碳酸饮料摄入，改为饮用水或不含糖的饮料。

2. 增加蔬菜和水果摄入，这些食物热量低，营养丰富。

3. 选择粗粮，如全麦面包、燕麦等，取代精制谷物。

这些简单的调整可以显著降低日常摄入的热量，促使体重下降。另外，实践慢食原则，细嚼慢咽，有助于提高饱腹感，避免过度进食。

控制不良情绪，避免"过劳肥"

压力、焦虑和情绪低落往往是过度进食的触发因素。许多人在压力下会暴饮暴食，虽然这样能带来短暂的心理满足，但长期来看，越吃越胖，肥胖会进一步加重压力和使健康恶化，形成恶性循环。如果你发现自己因为压力而过度进食，请尝试寻找其他缓解压力的方式，如散步、正念冥想、运动或与朋友聊天。

温和运动，辅助减重

温和、有规律的有氧运动，如游泳、骑自行车或做瑜伽，可以在不给膝关节带来额外负担的同时帮助减重。这些运动亦有助于提高心肺功能，增强肌肉力量，同时燃烧热量。

庆祝每一点进步，为自己鼓劲

在减重的过程中，持续的心理支持和检测非常重要。你可以加入一个支持小组，或者找一位健身教练或营养师来指导你。与家人分享经验、庆祝每一次小胜利，无论减掉一公斤，还是能够穿上以前穿不上的衣服。这些成就将激励你继续前进，形成正反馈，帮助你坚持到最后。

定期检测，跟踪进展

定期检测体重和身体健康指标（如血糖和胆固醇水平），可以帮助你更好地了解自己的身体状态和进步的程度。这不仅有助于调整饮食和运动计划，也能让你看到自己的努力在不断变成肉眼可见的成果。

科学的饮食控制、适量的运动、积极的心态，再加上持续的心理支持和健康检测，这些都会增加减肥的胜算。

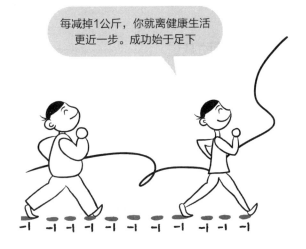

减重30斤，我自己的经验

我是减重的积极实践者，曾试过各种方法，包括断食、辟谷、生酮饮食等。但是最有效、最适合我的方法是间歇性断食法。自从2022年参加北京冬奥会医疗服务保障工作后，我就开始践行这个方法。

这个方法很简单，大家可能也听说过，就是在特定时间段内控制饮食，以达到控制体重、提高健康状况和延缓衰老的目的。这个方法遵循16：8原则，即在一天24小时中，有16小时禁食，只在剩下的8小时内进食。简单来说，就是把一天3顿饭变成2顿，少吃1顿饭。最流行的做法是从晚上8点开始到次日中午12点前不进食。糖尿病患者慎用。任何糖尿病患者在改变饮食习惯前，如开始间歇性断食法前都要慎重考虑，避免低血糖带来风险。

我的经验

我的做法是在晚上8点前就吃完晚饭，第二天早上不吃早餐，在中午12点吃第一顿饭。开始的两三个月，我成功减掉了近30斤体重，效果显著。目前已经坚持两年了，体重没有反弹。

灵活的断食时间

有时候我也不能完全坚持16∶8原则，但只要坚持禁食满12小时，也能见效。研究表明，间隔12小时禁食对减重也有不错的效果。这种方式更容易坚持，例如，晚上正常吃晚饭，第二天早上不吃，到了上午10点稍微吃一点。只要间隔12小时，减重效果都是不错的。

打破传统观念

可能有人会质疑："每天吃3顿饭才能提供充足的营养！""早饭不能不吃。"……但我仍然建议大家不妨带着体验的心态来尝试一下间歇性断食法。

鼓起勇气，走出舒适区

想法很重要。我们常被潜意识束缚，一旦潜意识转变为"我能做到"或"我想做"，结果就会大不相同。不敢改变，害怕挑战，留在舒适区，当然是最舒服的。但如果你有一个大目标——想要改变自己的生活习惯，治愈疾病，提升健康，就必须鼓起勇气，从舒适区走出来。

最温柔的减肥法——只需要改变吃饭的顺序

你知道吗？科学家发现，只需调整吃饭的顺序——先吃蔬菜，再吃肉类和蛋类，最后吃碳水化合物，就能带来显著的健康益处。虽然这个建议最初是针对糖尿病患者和肥胖人群的，但我认为大家都可以试试，尤其是有膝关节炎的朋友们。这种吃饭方式不仅能帮助你稳定血糖，还有助于控制体重，而减重对膝关节炎治疗是有明确好处的。

我们平时吃饭，通常是先吃肉，再吃菜，或者是一口菜、一口饭地吃。你有没有想过，这样吃对身体好不好？有专家专门研究过这个问题。研究人员挑选了238位2型糖尿病患者进行试验。他们原本吃饭时都是先吃米饭后吃蔬菜。研究人员让他们把吃饭的顺序调整为先吃蔬菜，再吃肉，最后吃主食。坚持3个月后，患者的空腹血糖和餐后血糖都有了明显的改善。其他类似的研究也显示，这种吃饭顺序对体重、腰围和血脂等指标都有显著的改善。

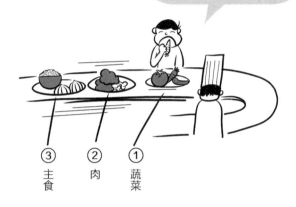

为什么调整顺序能带来这么大的变化

原因在于，米饭这种所谓的"碳水炸弹"，能量释放速度非常快，血糖会迅速升高。为了控制血糖，胰岛素需要大量分泌，结果血糖快速上升又快速下降，就像坐过山车一样。长期这样吃饭会引起胰岛素抵抗，最终导致细胞对胰岛素不再敏感，使血糖居高不下，最后可能发展成2型糖尿病。

如果我们改变吃饭顺序，先吃蔬菜就没有这个问题了。因为蔬菜里含有大量的膳食纤维，可以延缓糖和油脂的吸收。接着再吃肉蛋类，这不仅能让你感觉更饱，还能防止你吃得过多。更重要的是，蔬菜和肉不会导致血糖明显升高，而只是启动了消化过程，让分泌的胰岛素先做一个"热身"，不至于一上来就过度工作。最后再吃主食，这时胰岛素已经准备好了，餐后血糖更加平稳，对控制体重也很有帮助。

这种方法简单易行，非常适合那些不喜欢运动或因膝关节疼痛而无法进行高强度运动的人。下次吃饭时，不妨试试这个方法。健康的秘密可能就藏在你吃饭的顺序里！

中医是古人经验的集合，以人为本，有非常强的可重复性，当然有科学在里面。

第九章

颠覆传统的三联铍针疗法

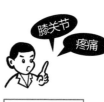

膝关节 疼痛

三联铍针疗法的优势特色

疼痛教育是第一步

铍针治疗是核心

运动治疗是关键

三联铍针疗法的优势特色

依据全新的生物-心理-社会医学模式，在传统中医铍针疗法的基础上，我创立了三联铍针疗法，它最大的特点就是能快速解决疼痛。

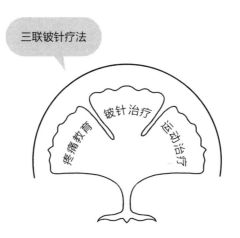

全面性：三联铍针疗法综合了疼痛教育、铍针治疗和运动治疗三种手段，不仅关注引起疼痛的生理方面，也考虑到心理和社会因素，多管齐下，科学全面。

快速见效：铍针可以精准治疗，患者往往能快速感到疼痛减轻。

安全性：相比于某些药物治疗，铍针治疗的副作用风险更低。

个体化治疗：根据每个患者的具体状况定制治疗方案，满足个体需求，提高治疗效率。

促进自我管理：通过疼痛教育和运动疗法，患者能更好地掌握疼痛自我管理的技能。

核心理念

三联铍针疗法的核心在于它不仅治疗疼痛，解除产生疼痛的生理因素，还关注患者的心理和认知，全面地缓解疼痛和改善功能。通过这一疗法，患者可以迅速从"旧轨道"到"新轨道"，从"旧认知"转变为"新思想"，让患者从"不敢动"到"敢动"，效果立竿见影；而且患者的病情越重，效果越明显。三联铍针疗法的治疗方式温和，几乎没有副作用。患者不需要开刀，却能达到和手术一样的效果，真正实现帮助患者降低疼痛敏感度、摆脱疼痛控制、提高运动能力、回归正常生活、焕发生命活力的目的。三联铍针疗法是一线高价值循证医学，契合最新的医疗理念，是膝关节炎的首选治疗方法。

组成部分

三联铍针疗法由疼痛教育、铍针治疗和运动治疗三个部分组成，融汇了经络穴位、西医骨科学、生物力学、神经科学、认知行为疗法等多种技术于一体。

疼痛教育：告诉患者最新的科学知识，帮助他们理解疼痛，摆脱恐惧。

铍针治疗：通过松解粘连，恢复筋骨平衡，快速缓解疼痛。

运动治疗：加强肌力，稳定关节，调正力线，将被动治疗转变为主动治疗，解决身体活动障碍。

我们对运动的理解太肤浅了，大多数患者的问题是运动不足。

疼痛教育是第一步

疼痛教育是关键。改变想法，提升认知，这是治疗的第一步，非常重要。

疼痛教育近年来风靡世界，是一种受到医学界广泛认可的治疗形式。研究显示，疼痛教育本身就可以帮助患者减轻疼痛。疼痛教育是指对患者进行疼痛知识的普及，包括对疼痛的理解、关节的运动科学进展，以及对医学影像片子的正确解读等，从而让患者更加积极地参与疼痛自我管理。在治疗期间，对患者进行疼痛教育，向他们讲述疼痛故事，对其

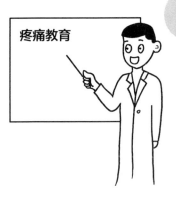

疼痛教育是关键。改变想法，提升认知

疼痛教育

心理层面进行干预，加强患者对治疗的信心，提升他们对抗疼痛的决心和能力。在患者普遍对慢性疼痛存在认知误区的背景下，疼痛教育显得尤为重要。

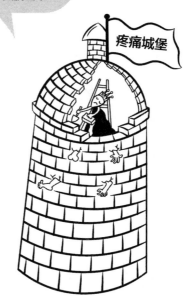

疼痛教育的核心知识

关节是用来运动的：运动不仅不会加重关节疼痛，反而有助于缓解疼痛。

疼痛不等于伤害：疼痛并不总是身体损伤的直接反映。

关节的结构改变并不反映症状轻重：影像学上的异常不一定与疼痛的严重程度相关。

关节稳定和力线正确比关节软骨磨损更重要：稳定的关节和正确的力线比关节软骨的状态更能影响疼痛。

人不是机器：人体具有强大的适应力、代偿力和复原力，能够自我修复和适应。

疼痛教育的目的

疼痛教育旨在帮助患者改变他们对疼痛的看法——从认

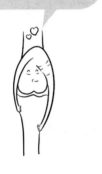

为慢性疼痛无可救药的习得性无助状态中摆脱出来，明白疼痛是可以控制的。教育患者从被动的、消极的、悲观失望的思想观念转变为主动的、积极的、乐观应对疼痛的信念。通过疼痛教育，患者能够了解刺激、认知、情感和行为之间的关系，学习有效应对疼痛的技巧，改变不适当的行为方式。

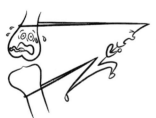

实施疼痛教育的步骤

1. **讲述疼痛故事**：通过生动的案例故事，让患者理解疼痛的复杂性和可控性。

2. **普及科学知识**：向患者解释疼痛的生理机制，消除误解。

3. **心理干预**：帮助患者建立正向的心理态度，减少其对疼痛的恐惧和焦虑。

4. **技能培训**：教授患者具体的应对技巧，如放松训练、认知重构和运动策略。

5. **建立信心**：鼓励患者相信自己，归功于自身内部的、可控的因素。

6. **问题预判与解决**：帮助患者预测可能出现的问题，并提供解决方案，增强患者的应对能力。

在治疗过程中，谁愿意主动改变，接纳疼痛，理解疼痛，谁的康复速度就快。

铍针治疗是核心

铍针治疗是核心，铍针可以精准定位，松解粘连，疏通气血，快速消痛。

铍针可能对很多人来说很陌生，其实它古已有之。古代有"九针"，铍针就是其中一种，擅长治疗筋伤，松解软组织粘连，对常见的颈肩腰腿痛有奇效。铍针的大小粗细与常见的针灸针一样，但针尖是扁平的，类似于小针刀。因此铍针结合了小针刀和针灸针的优点，既避免了小针刀带来的疼痛感，又能快速见效。

铍针松解粘连，恢复筋骨平衡

人体膝关节的生理力学平衡主要依靠内外两套稳定系统：内源静力平衡系统和外源动力平衡系统。内源静力平衡系统主要依靠骨头，包括股骨下端、胫骨上端、髌骨、内外侧半月板和部分韧带等。外源动力平衡系统则主要包括周围肌群及其他软组织，就是中医常说的"筋"。软组织损伤，也就是筋伤，会导致关节力学失衡，改变关节软骨受力，最终导致关节软骨退变、磨损和骨质增生。中医理论中有"先有筋瘀，再有骨痹"的说法，意思是筋伤导致骨损，重在治筋。

铍针治疗的原则是治骨先调筋，筋柔骨自正。治疗时，铍针通过治筋以正骨，恢复筋骨平衡，延缓关节软骨退变，达到治疗目的。

治疗过程

我会使用特制的铍针对特定穴位进行刺激，松解关节周围的粘连，恢复筋骨平衡，纠正腰臀骨盆下肢的力线，消除局部炎症，解除神经刺激，达到松粘连、正筋骨、通气血、消疼痛的目的。

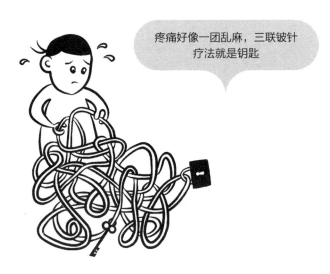

中医理论基础

筋束骨理论：在正常状态下，膝关节主要靠筋包裹、束缚和支持。在病理状态下，膝关节炎的症状主要表现在筋。治疗上需要从筋入手，建立起以筋为先的理念。

"横络"和"解结"概念：古代中医明确提出了"横络"和"解结"的概念，为临床应用经筋理论治疗痹证奠定了理论基础。"横络"多为发生在肌腱末端及其附属组织的异常解剖结构或功能改变，如肌肉、腱鞘、滑囊、韧带痛性结节或条索状包块。"解结"即是解除"横络"等结点对经脉、关节的痹阻和卡压，是经筋理论治疗痹证的重要治则。

铍针治疗作为三联铍针疗法的重要组成部分，精准、快速，可以帮助患者恢复正常功能，重获健康。

先适应老化的关节，再用功能锻炼让关节变得更强壮、更灵活，这是天道。

运动治疗是关键

生命在于运动。铍针治疗后的运动治疗是保证疗效的重中之重。

膝关节疼痛严重限制了人们的正常活动。多数患者因为惧怕疼痛而不敢活动，也担心活动会加重脊柱和关节的损伤。这种一疼就不敢动的误区需要纠正。

适度活动的重要性

事实上，近年的权威研究已经证实，适度活动不会加重组织损伤，反而限制活动才是最有害的。不活动可能导致肌肉萎缩、反应迟钝和焦虑等多种问题。坚持适度锻炼，是应对慢性疼痛的积极方式。

运动疼痛

运动中出现疼痛是正常现象，应该提前告诉患者，做好预防工作。疼痛是正常的。随着运动的持续，疼痛会慢慢消失。膝关节非常结实，具有极强的适应能力。几十年前的人

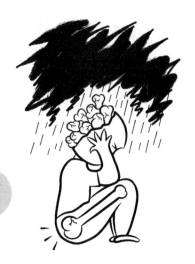

疼痛是正常的。一般来说，随着运动持续，疼痛会慢慢消失

可以跋山涉水、翻山越岭，而现在的人经常走路都成问题，这是不可思议的，也是现代生活方式给关节健康带来的负面影响。

纠正错误观念

很多医生告诉患者："这个关节坏了就别用了，越用越糟糕。"这是错误的观念。越不活动，肌肉越萎缩，膝关节就越疼，形成恶性循环，最后走进死胡同。事实上，即使关节疼痛，也要适当运动，就像衣服虽然破了，但还是可以穿的。

定制运动计划

为患者量身定制运动计划，靠运动加强膝关节稳定性，纠正下肢力线，通过髋关节和踝关节的运动代偿膝关节不足，从而缓解疼痛，并减少未来的疼痛发作。国际上已经有了数以万计的成功案例。

活一天就要动一天

法国哲学家伏尔泰曾经说过："生命在于运动，生命的本质就是运动。"从我的专业角度来看，我认为生命就是运动！生命和运动的关系是手心和手背的关系。

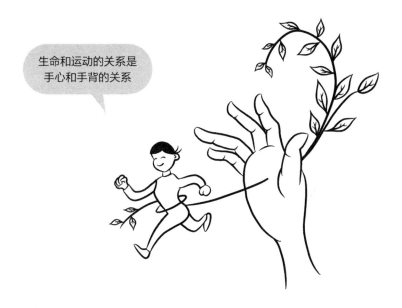

关于活动，我也有一个更通俗、更震撼的说法，就是"活一天就要动一天"！如果不动，还算活吗？

为了鼓励患者运动，医生首先要运动起来，做出表率。因此，我常年坚持运动。每天做200个俯卧撑，并进行慢跑。如果天气好，我每天跑5公里。坚持运动，让我的身体保持健康，精力充沛。

总结

运动治疗是三联铍针疗法的重要组成部分。坚持运动，让生命充满活力，正是治疗膝关节炎的核心理念之一。

三联铍针疗法开创了疼痛治疗的新方向。以前医生把疼痛和运动对立起来，认为运动产生了疼痛，不让患者活动。真相是铍针治疗加上适当的运动治疗会明显缓解疼痛。

第十章

如何选择适合自己的医生

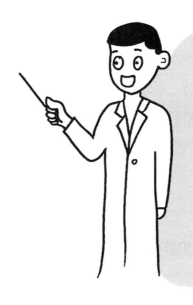

作为一名医生，我深刻体会到医学并非万能的，它更像是一盏明灯，帮助我们理解生命的意义。疾病在某种程度上，是生命对我们的一种提醒，它告诉我们要关注身体发出的信号，反思和调整我们的生活方式。

中医智慧：以人为本

中医学的以人为本理念，传递了一个深刻的信息——每个人都是独一无二的个体，强调了医生与患者之间沟通与交流的重要性。在中医的世界观中，生命是宇宙不可分割的一部分，生命的律动与宇宙的运转遵循着相似的法则，这是中医天人合一思想的精髓。生命本身是一个高度错综复杂的生态系统，疼痛不过是在这个系统中运转着的一个环节，而非其对立面。中医先贤并不认为医学仅能治疗疾病，他们更看重调整身体本身，以期达到生命与宇宙的和谐统一。身体、心灵和环境，它们共同演奏着一曲和谐的交响乐，每一个音符都至关重要，不可或缺。这与现代医学推崇的个体化治疗理念不谋而合，提醒我们在治疗时，不仅要关注病症本身，更要关注患者的整体状态和个体需求。这也是中医的高明之处。

临床个体化治疗

在临床实践中，我看到有些医生可能过于刻板地遵循治疗指南，而忽视了患者之间的个体差异。尽管医疗技术在不断进步，但某些疾病的治疗效果并未达到预期，或许正是因为我们过分依赖于那些通用的指南。临床不可避免地会遭遇一些传统方法难以攻克的难题。

这时候，中医的整体观念和个体化治疗的重要性便凸显出来了。它们提醒我们，医学不仅是一门科学，更是一项艺术，一项需要我们以细致入微的关怀之心和深刻的同理心去实践的艺术。

真实案例：李阿姨的治疗旅程

我曾遇到一位典型的膝关节炎患者，60多岁的李阿姨。她是一位热爱广场舞的退休教师，原本生活里充满了热情的舞蹈旋律，却被突如其来的膝关节疼痛严重打扰。

在传统的医疗模式下，针对李阿姨的治疗仅限于通过止痛药和膏药对疼痛进行简单的缓解。但是在生物-心理-社会医学模型的指导下，我们不仅关注李阿姨膝关节的炎症和磨损（生物层面），还关注她的失落和焦虑（心理层面），以及她的家庭支持（社会层面）。

中医的以人为本理念提醒我们，人不是冰冷的机器，而是充满情感和灵性的生命。治疗的目的不只是缓解痛苦，更重要的是帮助患者重返生活正轨，重拾生活乐趣。因此，我与李阿姨一同踏上了一段特别的治疗旅程——运用三联铍针疗法治疗她的膝关节炎。这种疗法将疼痛教育、铍针松解和运动治疗三者结合，甚至引入了传统的八段锦和太极拳锻炼，全面提升了她的生活质量。

在这个过程中，李阿姨的身体状况得到了改善，疼痛明显减轻；她的心灵也得到了疗愈，并且重新享受到舞蹈的乐趣。

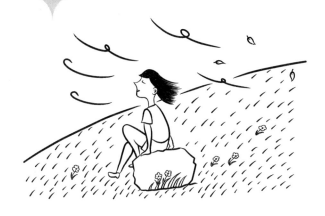

李阿姨的故事如同一面镜子，映照出许多膝关节炎患者的现状，提醒我们医疗的本质不仅是技术的运用，更是心灵的交流。正如一位诗人所言："真正的疗愈是心灵的触碰。"作为医生，我们不仅要有精湛的医术，更要有一颗能够感同身受的心。只有这样，我们才能帮助患者战胜疾病，重拾生活的信心和勇气。

医学是人学，医学有温度

在未来的医疗旅程中，我期望能够继续与患者建立深厚的信任关系，提供全方位的关怀。希望患者不仅能感受到身体上的舒适，更能感受到心灵上的温暖。这才是真正的疗愈。

　　我们讲的运动治疗，不要求运动难度有多大，而是要适合你。它能和你的身体对话，融入你的生活，这才是真正的运动治疗。

我的梦想：中医复兴与现代融合

作为一名中医疼痛科医生，我一直致力于诊断和治疗膝关节疼痛。随着临床经验的不断积累，我在内心深处逐渐产生了一个更加深远的愿景：在尽可能不手术的前提下，帮助患者恢复关节健康。这个梦想源自我在日本的从医经历，现在已经成为我和团队共同追求的目标。

膝关节炎的本质是身体的自然老化，就像长白发和长皱纹一样，是时间在我们身上留下的印记，是一个人成熟的标志。老化本身并不直接引起疼痛。疼痛是身体的警示信号，是一种保护机制，但并不总是意味着身体受到了损伤。疼痛与老化无关，疼痛与伤害无关，疼痛是大脑对当下身体状态的综合判断。面对膝关节炎这种渐进式的老化改变，人体展现出了惊人的适应能力和代偿能力，这一理念深深融入我的治疗哲学中。

多维度综合治疗疼痛：运动和中医

我的梦想是用三联铍针疗法帮助尽可能多的膝关节炎患者摆脱痛苦。这种疗法的优点是它不仅关注症状，而且从多维度出发，深入探究病因。

膝关节炎的治疗应当遵循生物-心理-社会医学模式，即全面考虑生物学、心理学和社会因素对健康的影响。这意味着既对患者提供医学治疗，又关注患者的心理需求及他们所处的社会环境。

医患共同决策：治疗旅程中的合作伙伴

医患共同决策在这一过程中至关重要。我期望与患者共同探讨治疗方案，使他们成为治疗旅程中的积极参与者。通过这种合作方式，我不仅治疗患者的一个病症，还关注他的整体健康状况。

生活方式调整：从根本上改善健康状态

生活方式调整也是治疗中不可或缺的一环。通过优化日常习惯、调整饮食习惯及适度增加运动，我们能够从根本上改善膝关节炎的症状，减轻疼痛。

引领医疗模式革新：科学与人文关怀并重

在这个新梦想的激励下，我希望能够引领一场医疗模式革新，既注重科学的治疗方法，又不乏人文关怀和细致的个体化治疗。我相信，通过这种综合的治疗方式，医生能够为患者提供更全面、更人性化的医疗服务，帮助患者实现真正意义上的健康。

让我们一起，为实现这一梦想而努力，让古老的中医智慧在现代医学中焕发新的光彩。通过我们的共同努力，中医的复兴和现代医学的融合必将造福更多的患者，带来更加美好的未来。

患者心声

从坐轮椅，到走着去旅行

我是一名膝关节退行性病变患者，两个膝盖的软骨已经磨没了，至今已有20多年。刚开始的时候，走路只要稍多点儿，我的膝盖就疼。以前的医生让我做理疗、吃氨糖等，但是我执行了很多年，不仅不见效，而且膝盖疼得一天比一天厉害了。晚上睡觉时，右腿甚至不能平放，经常疼得一夜一夜睡不了觉。还有些医生让我贴膏药。我贴过无数种膏药，中国的、外国的都有，一直贴到皮肤过敏了，膝盖的疼痛却没有好转。后来，又有医生让我打封闭针治疗，虽然短期内有点效果，但过不了多久，膝盖又开始疼了。到了2000年，我的右腿已经严重变形。无奈之下我又去扎金针，扎了几个月还是不见好。接着，我回过头来再去看西医，没想到医生一看我的片子，二话不说，直接让我置换关节……

我实在不想这么折腾，拒绝换关节！我就想，实在不行我就坐轮椅。所以，西医治疗这条路也走不通了。后来，我只好天天坐在家里不出门。如果实在需要出门，我每出去一次都会疼得满头大汗。可是我的性格是"好动"的，如果出不了门，心里就很烦躁。我被疼痛深深地折磨着，但是没办法，我只能接受现实，只能放弃自由行走的权力。

突然有一天，希望出现了！希望总是在不经意间出现！

一个朋友在抖音上看到了李树明主任的视频，视频里介绍了一种全新的治疗方法：使用中医铍针治疗膝关节炎、腰椎间盘突出症等疾病，据说效果非常好。那个时候，我真是有病乱投医了！只要能不做手术，什么治疗方法我都愿意尝试。抱着试试看的心态，我去找了李树明主任。

记得那是2021年的5月初，一个美好的春日，空气里飘着一阵阵的花香。我去坐公交车，从我家到公交车站并不远，走过去却疼得我满头大汗！到李主任诊室的时候，我已经精疲力竭了。我把片子拿给李主任看，李主任看完后，就说了两个字："能治！"那一瞬间，我的感觉简直可以用"面朝大海，春暖花开"来形容！你们无法理解当时我的心情是多么激动！我简直无法相信，希望就这么出现了！人生的道路就这样转向了！

李主任是个很和善的人，他个子高高的，温文尔雅，对患者特别有耐心。他让我挂了号，亲自把我带到治疗室，让我趴在诊疗床上，耐心地教我如何把身体摆放好，并且不停地与我交谈来放松我的情绪。他让我放轻松，不要紧张，不要怕。我还记得当时李主任用一根针把我的后背到整条右腿都扎了一遍，他扎的每一个点我都特别有感觉，觉得他取穴太准了！那种串麻感让我感觉腿一下子通了！然后，李主任让我下床，走路试试。

这时，奇迹出现了！当我两脚着地的时候，膝盖竟然不疼了！当时我真不敢相信，觉得太神奇了！当我走出治疗室的时候，感觉人都长高了一点儿。那天我从医院走到了车站，膝盖感觉特别好！

李主任告诉我："我今天给你扎了针，你要配合我，回家锻炼！"他说："我的这个方法是'新中医整体运动疗法'，扎完针后，你回家一定要按照我教你的几个动作认真锻炼。疼也要做，只有这样才有疗效。"李主任是这么说的，我也是这样做的。每天早晨一起床，我就先锻炼，把睡了一宿的僵硬的膝盖活动开。10点下楼晒太阳，把膝盖晒得暖暖的。然后在小区里走走，下午午睡后，再锻炼一遍，晚上睡觉之前再锻炼一遍。就这样，日复一日，坚持再坚持，治疗的效果一天比一天好，现在我的膝盖已经完全不疼了。

我的体会是：第一，治疗一定得听李主任的，一定要按照他的要求去做。第二，对治疗一定要有信心，几十年的病不可能一次就治好，要坚持一段时间，不能急躁。第三，膝关节一定要保暖，不能受凉。

李树明主任是个不断钻研医术的人，他的治疗方法还在不断地精进，治疗效果越来越好，见效越来越快了。前几天，我从外地旅游回来，又到李主任那里进行了巩固治疗。现在我觉得走路很轻松，心情大好！熟悉我的人都说，我比以前长高了！我真的非常感激李树明主任！是他的高明医术让我这个将近80岁的老太太能够安享幸福的晚年！

患者　陈翠华　2024年1月

从需要换关节到如今自由行走

今年元旦，我和家人、亲戚一起去天津旅游，他们惊奇地发现我的腿好了！因为我在腿疾最严重的时候，曾和他们一起在新西兰生活了3个月，当时他们都看到了我的痛苦和无奈。

我高兴地说："是啊！我的腿好了！是李树明主任治好了我的腿！"

我的膝关节不适已经有好多年了，曾经看过很多专家，也注射过玻璃酸钠、做过小针刀。近半年来，症状逐渐加重。和很多人不一样的是，我的膝关节疼痛并不厉害，但膝关节的伸直和弯曲受限。小腿好像不是自己的，能明显感觉膝关节周围的血脉不通畅，小腿没有力气。我坐几分钟就得站起来抖抖小腿，然后才能站直或开始行走；走一会儿或站一会儿，就得把膝关节弯一弯，不然就无法正常走路。走路时，别人也能看出来我的腿有问题。更让我不能接受的是，我的腿慢慢变形，成了罗圈腿！我不敢坐沙发，因为膝关节弯曲后可能就伸不直了。乘坐小客车下车时，或者在试衣间里穿脱裤子时都发生过这样的情况，甚至在马桶上坐几分钟也会出现膝关节无法伸直的现象。

最长的一次，有20多个小时我无法把腿伸直。这令我痛苦万分！膝关节伸不直的时候，我有一种搭错了筋的感觉，那种疼痛是一般人无法理解和难以承受的。晚上睡觉时，左膝关节也不得安宁，稍微屈伸一点都感觉疼痛难忍，翻身也很困难。我几乎每晚都要靠安眠药才能入睡。

后来我去了几家知名三甲医院的骨科就诊，做了磁共振影像检查，结果显示"左膝关节退行性骨性关节病、前交叉韧带断裂、内外侧半月板撕裂……"医生说也没有更好的办法了，只能尽量少走路，省着用，实在不行就做膝关节置换手术。

这一下如同给我宣判了死刑缓期执行！

我虽然70多岁了，但一直是爱跑爱动的人，现在医生却让我少走路，省着用，这让我背负了巨大的心理负担。说真的，当时我感觉自己一下子就老了几岁，成了"大门不出、二门不迈"的老人，绝望得不得了！

然而，就在我最痛苦的时候，转机出现了！我遇到了李树明主任！

我的两个大学同学向我推荐了李树明主任。她们俩的腿疼都是被李主任治好的。一个人现在腿不疼了，能正常走路了；另一个人治好后还去了九寨沟、乐山大佛等景点旅游！当时，虽然她俩极力推荐，但由于我的膝关节情况特殊，再加上之前多次令人失望的求医经历，我第一次去看病时并没有抱太大的希望，只是抱着试一试的心态找到了李主任。

然而，这次却真的不同！第一次就诊的经历，至今依然历历在目！我一生都难以忘怀！

我记得李主任问我膝关节疼不疼，我当时感觉不怎么疼，就直说了。李主任让我躺在诊疗床上，仔细地为我做触诊。结果，他一下子就摸到了我有问题的部位，疼得我马上大声叫起来！真准！他简直太有经验了，能够准确地识别出我的问题所在，并且直达病灶，真是太神了！然后李主任让我跟着他的节奏来呼吸，在他说"吸气"的时候，我就大口吸气，在他说"呼气"的时候，我就大口呼气。随着我的呼吸节奏，李主任选择时机对我的穴位进行针刺。他的进针速度特别快，而且取穴非常准确，每一针都扎在了我的痛点上，酸麻胀的感觉非常强烈。特别是膝关节后面的穴位，他一针扎下去，像有一股电流直串到脚尖，我马上感觉身体从上到下全通了，腿一下子就感觉轻松多了！

进行完铍针治疗后，李主任还有关键的一招，就是按压有问题的部位。他的手指像"神爪"一样，能准确地按压在我的痛点上，然后让我跟着他的口令做动作。几个来回做下来，效果特别明显，我的腿立刻轻松了很多，不适马上就缓解了！

记得第一次就诊时，李主任让我抬腿，我的腿一点力气都没有，根本抬不起来。经过几次治疗，我再抬腿时已经很有劲儿了！李主任还鼓励我，夸我进步很快！李主任不仅在诊室里用他精湛的医术为我治疗，还教了我一些动作，让我回家以后每天坚持锻炼。他说只要坚持锻炼，积极配合治疗，坚定信心，就一定可以把病治好！

这么多年来，我走过了这么多坎坷的求医路，在为我治疗过的众多医生里，只有李树明主任的医学理论和治疗方法，让我一下子觉得对路了！医生的治疗方法对不对路，其实患者自己心里是有感觉的。哪个医生治得好，哪个医生的治疗方法有效，患者心里最清楚！

现在，我的膝关节已经基本不疼了，夜里能好好睡觉了，白天也可以正常出去走走了。从一开始孩子开车送我来治疗，到后来我自己乘公交、地铁来治疗，我经历了天翻地覆的改变！这是李树明主任带给我的改变！这是李树明主任用他高超的医技、高尚的医德对我的拯救！

李树明主任脑子里有知识、心里有数、手上有准儿，是我们腰腿痛患者的救星！大家都觉得不可能的事，在李主任这里都变成了可能！李主任是一个能够创造奇迹的好医生！感谢李主任不仅让我重新迈开了双腿，更去除了我心里的沉重负担，让我能够身心健康地过好当下的生活。真心地感谢李主任！

患者　冯曼玲　2024年1月

李主任助我重回讲台

折磨了我17年的腰痛，被李树明主任治好了！

高兴之余，我忍不住想和大家分享我求医问药的经历，希望能给像我一样被病痛折磨的人带来希望和光明！

我是一位教师，平日里不是在备课，就是在给学生上课，总感觉时间不够用。不知从何时起，我的腰就挺不直了，紧接着，腰变得越来越疼痛难忍。2007年，我开始接受按摩、推拿和牵引等一系列物理治疗，但腰仍然时好时坏。疼得厉害的时候，我就四处打听偏方，也吃过中药。有一次吃完中药，我的脸肿起来了，后来就不敢再吃了。我的学生们还帮我打听到盐包热敷能治腰疼，说包治好。可敷了几次后，疼痛依然没有缓解。我买了硬板床，在家躺了足足一个月，也没有把腰躺好！

就这样，我忍着疼痛，咬牙坚持给学生们上课。到2023年的时候，我开始站不住了，而且也坐不下去，连吃饭都变得困难。我每天最大的痛苦就是要坚持上完两个班的课。备课时我可以趴着，但上课时怎么办呢？

校长对我说："你应该到大地方去看看，去找真正的好医生来给你治疗！"

是的，也许我应该走出去，去寻找新的希望！

于是，我想到了我曾在视频号上关注的李树明医生！

我相信中医，可我害怕针灸。但我都已经这样了，人生还有什么害怕的？

我怀着忐忑的心情，来到了北京，见到了我最后的希望——李树明主任！

李主任比在网上看到的样子年轻些，高高的个子，瘦瘦的，走起路来很轻快，充满了活力。看完我的片子后，李主任让我做了一个弯腰的动作，然后又详细询问了我一些问题。最后，李主任跟我说："你这个骨头没事儿！"当时，我内心直犯嘀咕："片子上明明说我有腰椎间盘膨出呀，而且还一直疼，怎么可能骨头没事儿呢？"看出我有疑感，李主任便耐心地对我解释，我是气滞血瘀症，中医上讲"不通则痛"，只要疏通了气血，疼痛就能缓解。他还跟我说了很多其他的话，每句话都说到我心坎里去了。交流完后，我的心情大好，病也好了一半！对，当时就是这种感觉！

接着，就开始治疗了。我当时是非常害怕的，我不知道铍针扎在身上疼不疼。李主任看出了我的担忧和恐惧，就不停地跟我说话，安慰我，让我放轻松，不要紧张。

李主任一边问："是这里吗？"一边随着话音把针扎进去了；然后又快速地拔出来，接着再问："是这里吗？"针又快速地扎进去、拔出来。就这样"噌噌噌"地几下，治疗结束了！要说一点也不疼，是不可能的，但是并没有想象中那么疼，完全可以忍受。李主任做临床治疗20多年了，针灸手法非常纯熟，进针速度很快。我刚感觉到疼，针已经拔出来了，就像被蜇了一下，又像是挑刺的感觉，身体里能感觉到酸麻胀，有时从大腿串到脚底，就像通电一样。总之，治疗完后我很舒服，有一种特别轻松的感觉！效果马上就显现出来了，我的腿能向上抬高些了。真是太神奇了！

这就是李主任对我进行的第一次治疗。我之前的担忧、不安，随着疼痛的减轻，慢慢消失了，我的心情逐渐平静下来，心中重新燃起了希望。

第二次治疗那天，天上下着蒙蒙细雨，不知道是因为昨天走路走多了，还是因为天气的原因，我的腰又开始隐隐作痛。李主任是个非常风趣幽默的人，他对我开玩笑说："你的腰是靠天气的！"我坚定地回答说："不，我的腰是要靠您的！"经过这两次治疗，我的腰已经完全感觉不到疼痛了。

接下来的第三次、第四次治疗后，我的腰感觉更轻松了！我是在"五一"期间来北京治疗的，假期结束后就返回学校上课了。在接下来的两个月里，我走路轻松多了，站着讲课也不腰疼了，身体恢复得非常快。我对李主任更加佩服和相信了。7月放假期间，我又来北京找李主任进行了两次巩固治疗。到现在为止，我的身体感觉都非常好，腰再也没有疼过。

附录 A　患者心声

这就是我治疗腰痛的故事。我在黑暗中跌跌撞撞地摸索了这么久，终于找到了一条光明之路！李树明主任就站在这条路的尽头，微笑着等待着每位疼痛患者的到来。他为我们治疗、安慰我们、帮助我们回到原来的健康轨道上去。我衷心地感谢李主任！感谢他这位医术精湛且怀有大慈恻隐之心的好医生！同时，我也希望跟我一样患有腰痛的朋友们，能够在李主任的治疗下，早日摆脱疼痛，过上正常人的幸福安康的生活。

患者　王清娟　2023.8

 ## 不用手术就恢复了健康

失去自由的痛

2023 年是不平常的一年。早春，乍暖还寒时分，我的左臂开始酸痛起来，穿衣服时手臂不能打弯，睡觉时不能向左侧卧，坐高铁时手臂举不起行李箱。

自由，就像空气一样，只有在失去时，才倍感珍贵。

我的磁共振影像结果显示"颈椎退行性变，C4—5椎间盘突出，C5—7椎间盘膨出"。当时医生给出的意见是，先进行保守治疗，必要时动手术。

颈椎手术，非同一般啊！当时，手术这两个字给我造成的心理冲击之巨大，直到今天我还能感受到！

为了加快康复，我同时选择了骨科、康复理疗科和中医科。以前极少去医院的我，现在却要天天去做治疗。家人对我说："你就当成是去'上班'吧！"这样我的心情才好受了许多。

医生问询、诊断、开处方，后面的患者迫不及待地推门进来，还有焦急的患者希望医生给加个号，与医生有限的对话常被这些"意外"打断。似乎总有一些话、一些事，还没来得及问，医生就已经一边递给我处方单，一边与下一位患者交谈了。唉，我理解，医生不易，患者不易，辗转来京的患者更不易。

桃花开了，海棠谢了，荷花又绽放了。到医院"上班"已经将近两个月了。眼瞅着治疗效果不佳，而我也实在腾不出那么多时间来了，索性就停止了治疗，又重新回到了日常的工作生活中。

左臂的疼痛依然在持续，我有些迷茫，有些无助。

重拾自由的喜

一位朋友告诉我，他的颈椎病在做了几次针灸后就完全不疼了。于是，我迫不及待地去找朋友介绍的这位神奇的医生了。他就是李树明主任！

第一次就诊时，李主任详细地询问了我的病史。我向他介绍了自己这半年以来的就医经历，以及我的担忧和期望。当我说话的时候，李主任一直在专心听着，没有打断我，也没有任何的不耐烦。我把想说的话都说了，想问的问题也都问了，李主任都一一进行了解答。我没有了以前就诊时的那种紧张感，完全处于一种放松的状态。李主任让我觉得很安心，很值得信任。

李主任扎针的速度非常快，针好像刚刚扎进去，就又拔出来了。李主任不仅在颈部用针，还在肩部用针，甚至在小腿外侧用针。扎针时，身体里有种麻酥酥的感觉，仿佛有一股电流在顺着肩、颈、手、脚流动，到达每一处神经末梢。

扎完针后，李主任帮我慢慢上举疼痛的左臂，一步一步地向上举、向后举，同时让我"吸气、呼气、吸气、呼气……""再挑战一下，再挑战一下。"就在这一上、一下、一吸、一呼之间，我的左臂能慢慢地举起来了，并且上举和后举的幅度越来越大。当我说左肩胛骨有寒凉的感觉时，主任不知用了什么手法，让我瞬间有了拔罐后的那种热乎乎的感觉，仿佛寒气一下子全被挤出去了！简直太神奇了！

李主任一边治疗，一边讲解针灸治疗的原理及疼痛的奥秘。诊室里的其他几位患者也都听得津津有味。一时间，诊室仿佛变成了一个科普课堂，主任是老师，给我们传道授业解惑。

经过几次治疗后，我的左臂完全不疼了！当我在高铁上、飞机上能独自举起行李箱的时候，那种久违的自由感觉又回来了！

元旦前夕，我彻底康复了！以这样一种健康的状态迎接新一年的到来，还有什么是比这更美妙的新年礼物的呢？而这一切都归功于我生命中的贵人——李树明主任医师！

铁肩担道义，妙手救苍生

第一次见到李主任，就感觉他与很多医生不一样。他一直是站着扎针的，他一直在说话，一直在微笑着面对每一位患者。这跟我有一点像，我一直是站着讲课的。虽然耕耘在不同的行业，但我与李主任一见如故。

我欣赏李主任的博学与专业。李主任拥有20多年的临床治疗经验，在国外学习和行医10多年，拥有中日两国的执业医师资质，首创了三联铍针疗法，专门治疗颈肩腰腿痛。

我欣赏李主任的热忱及由此营造出的和谐的治疗氛围。在李树明主任的诊室里，治疗氛围是亲和的、谈心式的，让人如沐春风。这种氛围延伸到了诊室外的走廊里。李主任在治疗后还会在患者的手上扎针。在留针期间，患者们便在诊室外的走廊里按照李主任的要求进行活动。因为疼痛，大家有了共同的话题，在这里没有"同病相怜"，有的是"互相鼓励、共铸信心"！

我欣赏李主任的谦逊。李主任是首位中医疼痛专业博士后，留日医学博士，北京中医药大学副教授，硕士研究生导师，北京冬奥运首席疼痛专家，多次做客多档健康类电视节目。但这些光环丝毫没有削弱他对每一位患者的关怀之情。为了帮助那些请不了假的患者，他甚至主动牺牲自己的休息时间，专门为患者开设了晚间门诊和周末门诊。工作了整整一天的他，虽然很疲惫，却在见到患者时仍然用心治病，耐心安慰，真心鼓励！能遇到这样德才兼备的好医生，我真是太幸运了！

新年钟声敲响的前夕，主任在他的患者群里写下了一段话："手持烟火以谋生，心怀诗意以谋爱。回首2023，每一个平常的诊日，每一天的烟火琐碎，每一针的坚持，每一声的嘱咐，每一声的回应，每一份风雨无阻的艰辛，都需要习以为常的珍惜。每一个波澜不惊的感动，都值得心如止水的珍藏。上以疗君亲之疾，下以救贫贱之厄，中以保身长全。患者是最好的老师。我从心里感谢大家的无比信任，愿以此生所学，帮助更多的患者，摆脱疼痛的泥沼，重获自由的人生。每个冬天的结局，都是春暖花开。2024已经扑面而来，祝福大家岁月安暖，长乐未央。"

真是"铁肩担道义，妙手救苍生"！在李树明主任诗情画意的寄语中，我看到的是一双清澈的眼睛、一颗赤诚的心！

感谢李主任——妙手回春的医生和传道授业解惑的老师！

患者　周万亮　2024年1月

李树明主任帮我搬掉了"三座大山"

我患有髋关节疼痛20多年，最初是因为天生骨质不好，髋臼发育不良，导致下肢力线偏歪，慢慢地引起了髋关节疼痛，而且疼得越来越严重，能行走的距离也越来越短。

这些年来，为了治病，我辗转去过北京各大知名医院的骨科、运动医学科、筋伤科、针灸科、推拿科和正骨科。看过无数的知名专家，最后得到的答案却惊人的一致："你的病没办法，只能先保守治疗，等以后关节彻底不行了，就做人工关节置换手术。"

记得其中一位医生很认真地对我说："你要尽量少走路，腿得省着用。你走路越多，关节就磨损得越厉害。你现在还年轻，要是现在换关节的话，一个关节最多只能用20年，那你将来还得再换一次。你尽量让关节多扛几年，扛到50岁以后再换，那样到70多岁也就差不多了……"

还有一个医生，他也是很负责任地反复叮嘱我："你要牢牢记住三个原则——第一，要少走路。你走路越多，关节磨损得越厉害。第二，要少负重。因为负重会使关节受到的压力增大，关节会变形得更厉害。第三，不要劳累。因为劳累会引起微骨折。"

这位医生用他的话把"三座大山"牢牢地压在了我的身上！

从此以后，我便能不动就不动，能少动就少动，小心翼翼地爱护着我宝贵的双腿。

然而，一天又一天、一年又一年地过去了。我惊讶地发现，我的腿越来越细，肌肉也越来越少了，最后我竟然坐上了轮椅！

再后来，我的膝盖坏了，开始出现髌骨软化、内侧副韧带损伤、半月板撕裂、膝关节肿胀等问题。接着，我的腰也坏了，开始坐不住，陆续出现腰椎间盘突出症、腰肌劳损、骶髂关节炎、棘上韧带炎等疾病。

于是，我开始反思，到底问题出在哪儿呢？

问题是出在我自己身上吗？是我没有听医生的话吗？不！不是！恰恰是我太听医生的话了！

那是医生不好吗？也不是。这些医生根据他们所学的医学知识已经给了我最"标准"、最"规范"的治疗建议，并且让我一遍又一遍地做各种影像检查，反复确认我的病情发展程度，还帮我开最好的止痛药和各种膏药。而针灸医生和推拿医生更是像家人一样，常年帮我用针灸和推拿止痛。

但是，所有这些医生能给予我的，都只是"及时行乐"般的"短期止痛"。他们中没有一个人能扭转我"江河日下"的病情趋势。他们救不了我，只能在我滑向深渊的道路上，尽量安慰我逐渐冷却的心。

这是一条没有希望的路。

我开始思考，什么是真正的医疗？

我们经常说"治病救人"，仿佛治了病，就等于救了人。那"短期止痛"算不算是治了病？到底是治病，还是"饮鸩止渴"？

你们相信吗？就算是再倒霉的人，也会在人生中遇到洒满阳光的一天，也会遇到一个奇迹。

终于，我等到了那个奇迹。

2023年7月27日，是我的幸运日。我生命中的贵人终于出现了！他就是我们国家第一位中医疼痛博士后——李树明主任。

事后，我曾多次回忆起第一次与李树明主任相遇的这一天，想发现这一天与以往有什么不同。但事实证明，那就是平淡无奇的一天，天上既没有百鸟齐飞，地上也无百兽齐鸣。

那天，我仍像这20多年来无数次去拜访"著名"医生时一样，恭敬地捧着片子，等待从医生口中听到那句熟悉的话："你的病没办法。"我几乎肯定这位医生也会说出同样的话来。

但是，李树明主任看完片子后，却说出了一句让我简直不敢相信的话！他说："你不能走路跟你的骨头没有关系，你这个疼痛能治！"

李主任让我站起来，问我哪儿最疼，我指了指髋关节，以为要扎那里。没想到李主任说："不用，先在你手上扎一针。"然后，李主任让我带着手针到外面的走廊里去走一走，活动活动。

只过了短短几分钟，改变就发生了！我开始感觉髋关节里面变平静了，不再那么火辣辣地疼了！

但是，根据我以往的经验，如果我再继续溜达下去的话，一会儿腿又会疼的。我暗暗想，等一会儿走疼了就去向李主任报告。于是我接着走，一边走一边期待着符合我猜想的疼痛卷土重来。然而，这是20多年来疼痛第一次违背了我心中认定的"规律"，在下一个5分钟后，预期的疼痛不仅没有卷土重来，反而比刚才感觉又轻快了许多。"我再走走试试！"我抱着悲观主义思维继续盼着下一个5分钟。结果，第3个5分钟过后，腿比第2个5分钟时又轻快了一些！

奇迹真的发生了！

当我被李主任再次叫进诊室时，我的疼痛已经减轻了许多！我认真地看了一下李主任的脸，因为我要记住他的样子，我心中有种感觉，这位医生也许真的能让我永远不再疼！

拔掉手针后，李主任又对我进行了铍针治疗。他下针速度奇快，并且取穴准确。这是当天第二个震撼我的地方！别的医生一般都会先在我的臀部摁来摁去，问我是这里疼还是那里疼，在确认我的痛点之后才下针。可是李树明主任竟然不用按，直接下针！而且针扎进去的地方就是我最疼的地方！那些地方，我平时用手左按、右按、左拧、右拧的，怎么都伸不到肌肉里面去把疼痛给"弄掉"，可是李主任一针下去，直接就刺中痛点！准确极了！仿佛有一只疼痛虫子正在撕咬着我的骨头，主任一针就扎进了虫子的喉咙里，拔针时把它给拽了出来！那种几十年来我伸不进病灶深处、抓不住疼痛虫子的委屈和愤怒，在李主任下针的那一瞬间全都烟消云散了！当时的感觉就是太畅快了！一吐胸中的恶气！李主任帮我报仇了！李主任就是一个英雄！他是我请来的援军，把欺负了我20多年的、盘踞在我髋关节里的一团团黑色浓雾一样的疼痛虫子全都给抓出来了！我的髋关节里的黑暗世界在一瞬间就云开雾散，变成一个明亮的世界了！我也从地狱重新回到了人间！等我再下床的时候，腿就像换了一样，步履轻快！重新站起来的我也跟换了一个人一样。那种改天换地、重新做人的感觉，没有经历过长期疼痛的人是不会明白的。

那天第三个震撼我的地方就是，李主任是一位特别好的医生。他特别善良，在整个治疗过程中不停地安慰我，给我鼓劲儿，夸奖我坚强。他用幽默的语言给我讲解疼痛是怎么产生的，分析我为什么会这么恐惧，他告诉我应该怎样做、怎样想。他不仅对我的身体进行了治疗，也对我的思想进行了治疗。

接下来，李主任又帮我治疗了几个疗程，并且让我回家以后每天做空蹬车和臀桥锻炼，努力恢复已经萎缩的腿部肌肉。现在我的腿已经彻底不疼了，心情特别好。生活也发生了很大改变，以前许多不能做的事现在都能做了。可以说，李主任的治疗给我的人生带来了改天换地的变化！

那么，李主任的治疗，跟其他医生的治疗有什么不同呢？为什么会产生这么明显的效果？我总结了一下，是因为李主任采用的是他自创的三联铍针疗法，他把中医针灸治疗和疼痛教育、运动治疗结合起来，既用铍针松解开粘连的筋结、打通气血、恢复筋骨平衡，又通过运动恢复肌肉力量、调正力线、恢复关节功能。他还通过疼痛教育，解除了我思想上的包袱，通过入脑入心的安慰和鼓励，让我重拾信心，激发我的主观能动性，积极配合他的治疗，最后达到了非常惊人的治疗效果！

李主任给我的最宝贵的东西就是希望！有希望的生活，就是好生活，有希望的人生，就有无限的可能性！我会终身铭记李主任的大恩，也将继续努力锻炼身体，就像李主任对我说的那样："无所畏惧，拥抱健康，长乐未央！"

患者　谢明　2024年2月

一个中医的冬奥会闭环手记

 接受任务

2022年初的一个电话，让我迎来了人生中的一个重要转折点。电话是医务处的郭处长打来的，内容是通知我马上参加冬奥会医疗保障任务。说实话，接到电话的时候，我心里完全没有准备，脑子里一片空白。但是当领导征询我意见的时候，我下意识地同意了。事后我回想起来，正是作为医生的担当与责任感，让我毫不犹豫地接受了任务。

放下电话后，我冷静下来，又开始犯难了。为什么呢？一去一回三个月，家里有事怎么办？老人孩子生病了怎么办？因为北京冬奥会保障和以往不同，这次是在疫情防控下的大型医疗保障活动。

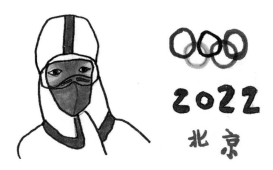

儿子手绘的漫画《爸爸》

闭环一入深似海，防疫、医疗两手抓。要兼顾疫情防控和医疗保障的双重任务，时间长、任务重、难度大。好在家人知道后都很支持我，让我不要有后顾之忧，安心完成任务。一年级的儿子也鼓励我说，老师在课堂上讲过，我们国家马上就要开冬奥会了，全世界的运动员都要来北京，还有可爱的冰墩墩和雪融融，让我给他多带几个回来。

医院科室主任和同事们也给了我很多的鼓励，这让我有了更大的信心。我们疼痛科人手不多，俗话说，"一个萝卜一个坑"，少一个人的话，科室的日常运转会受到很大影响。所幸的是郭䇹主任深明大义，从大局出发，给了我极大的支持和鼓励。

冲刺学习

任务在即，我又拿出了当年考博的劲头，恶补奥运知识。每天在线上学习英语课程，我的英语口语能力慢慢捡了回来，再加上原本就十分精通的日语，这下有了两门外语可以使用。通过参加各种线上培训和考核，我熟练掌握了冬奥会的理念、运动项目及医疗处置流程。全方位的知识技能提升让我的心里踏实了不少，充满了完成任务的必胜信心！

出征仪式

马上要奔赴一个陌生的战场了，随着出征日期的临近，我的内心充满了忐忑、焦虑和兴奋，五味杂陈。把家里的各种事情安排好，把医院科室的工作都一条条详细落实后，终于，出征的日子到了！

当天中午，科室的杜医生帮我拖着沉重的行李箱来到礼堂的发车点，我才发现领导们早早地就到了，来为我们做出征前的壮行。院领导们嘱咐我们一定要安全完成任务，胜利归来。刘院长特别叮嘱，正气存内，邪不可干，让我们一定要在完成任务的同时，不忘锻炼身体，提升正气，讲好宽街故事，展现中医人的精气神，为冬奥做贡献。同时表示，医院会全力支持医疗队的工作，是队员们的坚强后盾和大后方。随后，"北京中医医院，一起向未来"的口号声响彻医院上空，那是在刺骨寒风中激荡着的宽街人冲锋的号角声！

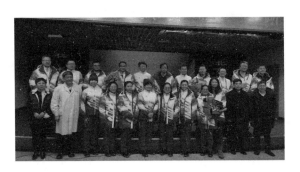

李树明主任（第二排右一）和同事们出征冬奥会

 ## 初进闭环

医疗队的工作节奏很快，刚进入闭环，紧张的工作氛围就扑面而来，一切都显得有些陌生。我们的医疗队大家庭，以宣武医院为主，北京中医医院、安贞医院、北京妇产医院、北京大学口腔医院和北京博爱医院为辅。大量的防疫物资源源不断地被送到前台，于是，一大群博士、硕士手忙脚乱地接力搬运物资，这场景也真是难得一见啊！不过，大家也在火热的劳动中彼此迅速熟络了起来，快速磨合，形成合力。大家踌躇满志，拧成一股绳，准备迎接医疗队正式开诊的那一天。

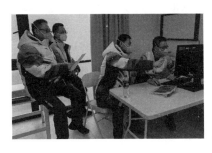

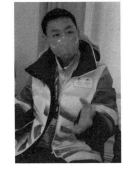

李树明主任（右二）和同事们在冬奥村工作　　李树明主任在冬奥会医疗保障队工作

突击检查

开诊第一天，我正常接班后，接到了医疗官洪韬的电话通知，让我接待国际奥委会（IOC）官员的突击视察。电话刚放下，门铃就响了。三名IOC官员彬彬有礼地跟我打招呼后就进门了。他们此行视察的目的是明确诊所的诊疗流程，特别是急诊接诊的畅通程度，判断是否专业、是否符合国际惯例及是否有相应的仪器和设备。

检查中，他们非常负责，不放过任何细节。拿起我们的呼吸面罩，一边进行专业娴熟的操作，一边不停地问我们专业问题。好在我们都是有备而来，面对连珠炮似的问题对答如流。视察到一半，因为我要接诊患者，张涛主任来接替我，继续陪同他们。他们把楼上楼下各个科室都转了一圈，看得很仔细。但是还不算完，他们还来到了门口的120转运站，到120急救车上检查。他们对车载的急救设备也很感兴趣，张涛主任业务过硬，都一一做了详细的介绍。IOC官员很满意，认为我们很专业，医疗仪器设备也准备得非常充分，对我们的专业程度和流程安排做出了充分的肯定。

我看着敬业的IOC官员，从心里体会到了"医疗无国界"这句话的真谛。的确，我们都是怀着同样的初心——保障和护佑冬奥会，护佑这个彰显全人类团结和勇气的盛会能够如期举办并安全进行。

随着冬奥会大幕的徐徐拉开，赛事安排紧凑，来就诊的患者也会逐渐增多，医疗任务会变得越来越重。作为医疗保障队的一员，能参与其中，我感到无比荣幸和自豪。必胜的信念和饱满的热情已然在我胸中熊熊燃烧起来！院长的嘱托、宽街人的使命在我耳边回响。我已经准备好了，一定全力出征，不辱使命，胜利归来。

艰巨的考验说来就来——除夕夜的判阳

开诊没几天，我就听说急诊内科的一名同事去给运动员判阳了。判阳就是要面对面地问诊新冠阳性运动员，检查是否有明显症状，并且在现场进行二次取样复查。我对去的同事既敬佩又担心。面对面地给老外判阳这种高风险的任务，让我心里有点打鼓。我需要在急诊外科值班，轮到自己该怎么办？

幸好判阳回来的同事精心整理了步骤和要点。我读了一遍又一遍，脑子里又模拟了几遍。心里的紧张才稍微平复了一点，但还是不免有些焦虑。

就在这个时候，玉超队长通知，1月30日上午，刘院长专门召开视频会，为大家鼓劲儿。听到这个消息，我心里觉得热乎乎的，这真是一场及时雨！

刘清泉院长在会上详细分享了抗疫秘籍。我总结了一个顺口溜，"口鼻是关键，闭气不能省，手消是重点，切忌乱摸脸，按照流程走，病毒不沾身。"院长的叮嘱，彻底打消了我的紧张情绪。在酒店反复练习了要点后，我又找了院感处的孙众老师帮忙，心里才算有了底。

第二天是1月31日，正好是除夕，我是急诊加门诊的连班，从早7点一直到晚11点。

大过年的，总会有些惊喜。果然，下午5点左右，医疗官来电话，指定我去判阳。我心里"咯噔"了一下，虽说准备充足，但是真的轮到自己去，我心里还是有点七上八下的。从隔离室穿好专用大衣出来，看见公卫的同事已经等在门口了。他塞给我一个小纸条，上面写着房间号和人名，接着就领着我直奔运动员公寓。我在心里默念了几遍防疫口诀和判阳流程，紧张的情绪稍微好转一些了。坐电梯上楼，发现该运动员已经开门在等着了。进屋后，先查验了他的身份和护照，他很配合，拍了照片，并告诉我他没有症状。然后检测人员就在现场为他做了第二次核酸取样。

就在这个时候，不知道是运动员紧张了，还是那个检测人员的操作不熟练，这个运动员突然打了一个喷嚏！我本能地后退了两步。心想，糟了，气溶胶！脑子里面瞬间出现了这三个字。怎么办？冷静！要冷静！我在心里默念着。毕竟还有一道保护伞，就是楼下的公卫同事，他会给我们做一遍全面的清洁消杀。

但是，下楼后我却傻眼了。说好的负责全身消杀的公卫同事呢？正常情况下，他应该会在楼下等着我们。但是现在，楼下却没有他的身影。

真是"屋漏偏逢连夜雨"，我赶紧联系洪韬医疗官，让他帮忙找公卫。结果，等了快一个小时，负责消杀的同事才姗姗来迟。那天天气极冷，北风狂吹再加上消杀液沾在身上和手套上湿漉漉的，等好不容易走回诊所时，我的身体几乎冻僵了。我冲了很久的热水澡，才慢慢缓过劲儿来。真是一个难忘的除夕夜啊！

给"瑞士谷爱凌"治疗肌骨疼痛

冬奥会医疗保障工作就像是一场马拉松，而疫情防控下的保障工作，更需要我们竭尽全力。

除夕下午，我出外科急诊。来了一位瑞士小姐姐Schelling，金发碧眼，妥妥的是"瑞士谷爱凌"。因为乍一看，她特别像咱们的运动员谷爱凌。

她坐下后就开始脱鞋，指着足跟正中间，说已经疼了一个礼拜。原来是足跟痛。足跟痛在临床上很常见，一般是以单侧疼痛为主，但她是两侧都痛。我分析可能是两个原因造成的，一个是她身强力壮，体重因素导致的；另一个是她活动强度大，应力过大引起了足底腱膜在跟骨处的无菌性炎症。常规疗法是开点消炎镇痛药，如布洛芬，再配合休息就行了。但她一听吃药就直摇头，问我还有没有更好的办法。

这可真是问对人了！我心想，跟痛症是疼痛科的特色病种，中医针灸治疗效果很好。没想到一说到针灸，她竟然两眼放光，说知道针灸，想试试。看来咱们的国粹早已漂洋过海，开枝散叶了。

这是冬奥村开诊以来第一例中医针灸治疗肌骨疼痛的病例，我心里还是有点小激动的。针灸说起来简单，但是在闭环防疫的特殊环境下，许多简单的操作都变得很有挑战性。由于防疫的要求，我需要戴两层手套，因此扎针的手感会受到很大影响。另外，我的头上还戴着护目镜和面屏，瞄准穴位并不容易。还好，凭着多年的经验和手感，治疗顺利完成了。针灸治疗还动用了前台的护士，她忙前跑后地帮忙拿棉签、按针孔。治疗时间很短，几分钟就结束了。

这么快就完事了吗？管用吗？

"瑞士谷爱凌"的眼神里飘过一丝疑虑。我明白她的心思,她还有点不敢动,怕疼。

　　"你大胆地往前走!"我鼓励她说,"会越走越感觉轻快的。"于是她半信半疑地站起来,开始慢慢活动,然后越走越快,在诊室里连续转了两圈。她露出一脸不可思议的表情,对我说脚真的好多了!她不住地赞叹神奇的东方力量,说:"It is a magic!"

　　帮忙的护士也小声问我:"李主任,你俩不是在演双簧吧?我没看您扎几下,怎么就好得这么快呀?"

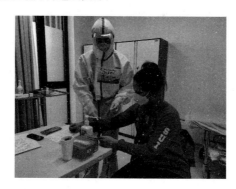

李树明主任为瑞士冰球名将Schelling治疗跟痛症

　　其实道理并不复杂,就八个字,"痛则不通,通则不痛。"通过针刺来疏通气血,就好像打靶一样,只要打中十环,"针出痛消"完全不是梦!

第一例骨折患者接诊手记

　　今天是2月4日,一个大日子!它是中国传统的节气——立春,更是冬奥会开幕的日子。

　　今天我从早上7点到晚上9点出急诊和门诊。早上接班后,一切正常。到10点左右,门口突然热闹了起来。五六个穿美国队服的女队员推门进来。仔细一看,里面还有一位坐着轮椅的运动员,应该是伤得不轻,旁边还跟着一个队医模样的人。

果然，坐轮椅的那位运动员，在昨晚的冰球比赛中受到了严重撞击，站不起来了。仔细查体后发现，她的左小腿外侧肿胀，压痛明显，完全不敢动，也站不起来。我心里"咯噔"一下，是不是骨折了？时间就是生命！我马上呼叫放射科技师上来拍片子，同时迅速手写了X线检查单。

　　患者拍片回来了。果真如我所料，真的是骨折了，左腓骨中下段骨折。这是诊所开诊以来遇到的第一位骨折患者。腓骨中下段骨折在临床上很常见，一般需要3个月左右康复。显而易见，这位运动员的奥运之旅已经结束了。看着她沮丧的表情，我也很为她惋惜，安慰了她几句。

　　奥运的核心价值观之一就是追求卓越。人类对自身极限的挑战必然伴随着风险。奥运赛场上没有失败者，每一个勇于挑战自我的人都是值得尊重的。想到这儿，我在心里给这位运动员点了一个大大的赞。

　　按流程，接下来需要为她转院继续进行治疗。出乎我的意料，美国队医不同意转院治疗，说他们自己会想办法。我只能尊重他们的选择，在给她开了强力止痛药后，队员们道谢离开了。

　　其实这种骨折，手术复位是最常见的办法。另外，中医针灸对骨折疼痛的止痛效果也很好。但我只能拼命压制住想要为她针灸的冲动，因为要尊重她本人的意愿。

　　随着赛事的正式展开，意外损伤也会变得越来越多见。我做好了充分的准备，要全力以赴地做好治病救人的工作。

冬奥开幕式随想

　　快交班的时候，夜班的兄弟发来短信，说因为开幕式交通管制，得晚点到，让我再盯会儿。"完全没问题，路上注意安全！"我马上回了短信。是的，短短半个月的时间，我们已经融入了医疗队这个大家庭。奥运保障工作增进了大家的友情。不分中医、西医，大家都是为了保障冬奥会这个共同的目标而聚集到一起的，凝结成一把保护伞，为运动健儿撑起一片健康的天空。

此刻，窗外突然绽放了璀璨的烟花！我抬头一看，正好是晚上8点整，冬奥会开幕了！大家纷纷驻足，看着诊所窗外的景象。美丽的烟花好像是对我们医疗保障队工作的肯定和褒奖。一天的辛苦忙碌也随着烟花的绽放消散得无影无踪了。闭环以来的所有努力和艰辛，在这一刻都有了意义！

望着绚丽的烟花，我激动、自豪！作为冬奥会医疗保障队队员，我感到无上荣光！

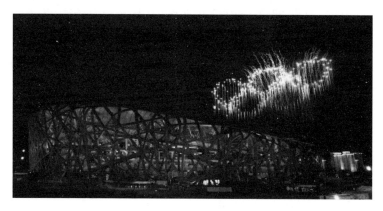

冬奥会开幕式上的烟花表演

"瑞士谷爱凌"又来复诊了，送来一封感谢信

2月6日晚上，微信大群里照例发出了第二天的预约表。组长马上联系我说："明天有患者专门约你的复诊，这可是诊所里的第一份复诊预约。"

我一看，原来是前几天的瑞士患者Schelling。因为她长得特别像谷爱凌，我就叫她"瑞士谷爱凌"。

但明天正好轮到我休息，不出诊。这可怎么办？累了一天了，谁不想睡个懒觉呢。可是思来想去，她千里迢迢来一趟不容易，还是尽量满足患者的需求吧。我马上联系了明天出诊的同事，跟他调了个班。

第二天上午11点整，像瑞士钟表一样准时，"瑞士谷爱凌"敲响了我诊室的门。

还没说话，我就发现她这次步履轻快了许多，走路仿佛都带着风！不用说，疼痛肯定是轻了不少。果然，她一张嘴就是："Doctor Lee，Chinese acupuncture is amazing！"她的足跟疼痛已经好多了。

我还想再给她扎一下，巩固一下疗效。于是在她的手上扎了一针，让她到走廊里绕圈走。

其实，这位"瑞士谷爱凌"可不是一般人。她曾代表瑞士女子冰球队获得过冬奥会铜牌，出战过10届世界锦标赛，是冰球届的"天花板"！现在她虽然退役了，但还在积极竞选国际奥委会的运动员委员会成员，妥妥的人生赢家。

她手上带着针走了10分钟后，对我说："疼痛几乎没有了！"

这时候，她问了我一个问题："李医生，为什么你的针灸和瑞士的不一样？为什么脚痛要扎手？"

我笑着说："因为这里才是中医的故乡！"

针入痛止，是每个针灸医生追求的最高境界！

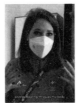

To Dr. Lee and Dr. Liu
After accupuncture and Thi Chi I always felt great It felt like energy was flowing through my entire body, felt energized and more vitality, calm and relaxed. All at the same time! Thank you very much for this wonderful experience and fantastic treatment.

Florence Schelling
2022/02/19

瑞士冰球名将Schelling写给李树明主任的感谢信

拔针后，我刚要说已经好了，不用再来了。她突然开口说："我还想接着治疗腰痛。"原来几年前她因为受伤，脊柱做了手术，但疼痛还是经常发作。

原来，她看似充满活力，竟然也是病痛缠身。患者的信任和期盼，最容易激发医生的使命感。"没问题！我一定尽全力为你治疗。"我在心里许下了这个郑重的承诺。

为亚美尼亚代表团团长治疗腿疼

2月7日下午我在急诊出诊。没坐一会儿，志愿者领着一个体形魁梧的老外进了门。原来他是亚美尼亚代表团的团长。别看他人高马大的，走起路来却是脚拖着地，一看就是腰腿方面有毛病。

一问诊，果然是腰腿痛。他原来就有腿疼的毛病，最近加重了。腰臀连着大腿，他感觉腿疼痛、酸困、沉重，反正是不得劲儿，走一会儿就疼得不行。团长自己心里打鼓，怀疑是不是腰椎间盘突出症的老毛病又犯了。

我说："您放松点儿，咱们先做个全面的查体。"我给他做了直腿抬高试验，结果是阴性的；接着，又做了腰椎的叩击试验，结果也是阴性的。他没有典型的放射痛，基本排除了腰椎间盘突出症的可能性。再查腰椎两侧的肌肉，这一按，便发现了问题。原来是肌肉筋膜劳损痉挛，刺激了腰脊神经后支，引起了腰腿痛。也就是中医所说的"筋病"。

一番病情解释后，团长连连点头，表情也放松了不少。看来不管是哪国的患者，都需要医生的细致解释和耐心安抚。难怪有医生说："偶尔治愈，经常帮助，总是安慰。"

接着，照理说该祭出肌骨疼痛的撒手锏——针灸了。但是团长有点紧张，想扎又怕疼。我说："要不咱们试试手上的穴位？一只手就扎一下，一共扎两针好不好？"

"OK！只要管用！"这回，团长不纠结了。

消毒、进针，一气呵成，几乎感受不到扎针的疼痛。"带着针，走一走好不好？"

团长看着我，表情不可思议："这就管用了？"

在我的鼓励下，患者走了几步，变化马上出来了！他的步伐明显比之前轻快了不少。团长兴奋地在走廊里来回溜达，一边走一边和志愿者大声说着俄语，脸上神情和刚进门的时候完全不一样了。

10分钟后我给他拔了针，团长不住地伸出大拇指来为我点赞："神奇的针灸！神奇的东方魔法！"

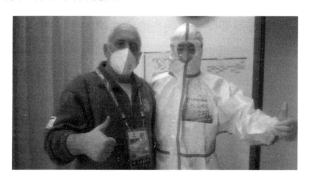

亚美尼亚代表团的团长感谢李树明主任的治疗

其实，无数的临床实践已经证明，老祖宗传下来的铍针才是治疗肌骨疼痛的真正的特效药，而且绿色无害。

我更愿意把针灸当成一粒种子，种在患者的心里，生根发芽，枝繁叶茂，让传统中医造福世界人民。

为俄罗斯代表团官员治疗腰痛

体育无国界。这是我参加冬奥会医疗保障任务后的最大感受。

昨天正好休息，有幸观看了女子大跳台的决赛。谷爱凌的惊世一跳，完美展示了人类挑战自身的勇气。这正是体育的魅力，把人类紧紧团结在一起。

医疗也是这样的。2月9日我和宣武医院神经内科的李渊主任一起为俄罗斯代表团的官员治疗腰痛。来诊的这位俄罗斯官员在搬东西的时候不慎把腰扭伤了。他现在左腰疼得厉害，而且影响到睡眠，连爬上诊疗床这个简单的动作做起来都很吃力，得反复调整姿势。

这让我想起了那句西方谚语："人生必不可少的三件事，纳税、死亡和腰痛。"

做完查体后，直接排除了腰椎间盘突出症的急性发作。骨头没事，但是在腰椎左侧的肌肉处，我找到了一个明显的痛点，用力一按，里面有细小的条索，这是典型的肌肉筋膜损伤。

患者听了我的判断后，不住地点头，紧张的表情也放松了不少。他问我如果不吃药，还有什么办法没有？

"要不要试试针灸？我知道针灸在这方面的治疗效果不错。"

"OK！"患者点了点头，并问我几次能好？

"您的情况，应该一次就能见效！"我笃定地说，"放心吧，这里是针灸的故乡，我们的方法在大多数情况下对急性腰扭伤都是当场见效的。"我安慰患者说。

针灸特别擅长治疗急性腰扭伤，只要扎准了，往往有戏剧性的变化，我在心里说。

治疗开始后，我先在他腰椎左侧的痛点上扎了一针，针入病所。虽然我戴了两层手套，严重影响了手感，但是凭借多年的经验，手下还是感受到了肌肉的轻微跳动。

有了！这就是中医说的"得气"！"气至而有效"，也是这个道理。从进针、得气到出针，前后1分钟，没有任何拖泥带水的动作。

再从诊疗床下来时，患者的动作可利索多了。他一边活动腰，一边小声地自言自语，一脸的不可思议，说腰疼真的好多了！

"Incredible！ It is a miracle！"

"您可帮了我大忙了！我终于可以睡个好觉了！"患者不住地称赞着。

可能是太高兴了，出诊室的时候，他把手机都忘在诊疗床上了。

今天上午，患者又来复诊了。刚进诊所就和分诊的护士们说："我的腰好多了，感谢神奇的中医针灸！"

就这样，患者又一次体会到了针灸的魔力。和奥林匹克运动一样，针灸也是一座沟通友谊的桥梁。

临走前，这位患者还不忘问我在莫斯科有没有推荐的医生？因为运动员的伤病很适合针灸治疗。虽然我没有熟识的医生，但我明白他的意思。他希望针灸能被推广到莫斯科去。

　　我真希望中医针灸能打开新天地，在世界的各个角落落地开花，结出友谊的硕果。

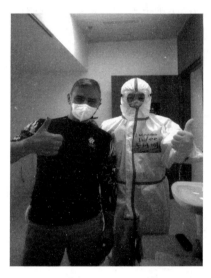

俄罗斯代表团的官员感谢李树明主任的治疗

和冰墩墩一样火爆的中医针灸推拿

　　点燃冬奥热情，共赴冰雪之约。

　　冰墩墩，这只穿着冰壳的熊猫宝宝，凭借憨厚可掬的外表，加上极富感染力的笑容，已经是名副其实的冬奥会"顶流"了。世界各国人民都在实力演绎着什么叫"一墩难求"！

　　在冰墩墩火爆的同时，还有一件事情是一号难求！

　　那就是北京冬奥村里的针灸推拿治疗！

冬奥会是个大舞台，更是展现中医文化的绝佳平台。中医的神秘力量吸引了各国运动员前来"拔草"和"打卡"。

冬奥会开幕以来，凭借良好的口碑，中医针灸推拿成为北京冬奥村里的明星项目，甚至达到了"一号难求"的地步。运动员们表示，针灸和推拿可以有效缓解运动损伤、疼痛、失眠、焦虑及消化不良等不适症状，帮助他们在奥运赛场上展现出更好的竞技状态。

为了满足运动员的求医需求，中医组长刘玉超主任在原有三名医生（刘玉超主任、阴祖新医生、张涛医生）的基础上积极增加医生配置，扩容医疗资源。内科组李博主任勇挑重担，主动申请加入中医组。外科组由我使用铍针治疗颈肩腰腿痛。在兼顾防疫的情况下，我们克服困难，取得了满意的成果。

冬奥赛场里，比赛如火如荼；赛场外，"中医热"为北京冬奥会增添了一抹靓丽的色彩。

冬奥健儿争金夺银为国争光。同样，中医人通过自己的努力向世界展现了中医文化的自信和博大精深，让世界更加了解中医，了解中国！

 亚美尼亚代表团团长复诊，手写一封热情洋溢的感谢信

今天是2月16日，亚美尼亚代表团的团长如约前来复诊。他人还没进诊室，先听见了他爽朗的笑声，看来他心情很好。

团长满面春风地走进诊室，"Dr. Lee，我已经好多了！非常感谢你的针灸治疗！"说着，他从包里取出一个信封，我打开一看，原来是团长手写的一封感谢信！

"这是我专门写给你的，感谢你的医术，还有你给我讲的那些有趣的针灸故事，让我从身体和心灵两方面都摆脱了疼痛的困扰！"团长激动地说。

在那一刻，我被团长的真诚所感动，真是中医无国界，针灸有可为！

回想起接诊以来的点点滴滴，从第一次的半信半疑，到第二次的心悦诚服，再到第三次的追捧，这转变的背后，正是中医针灸的神奇疗效发挥了作用。

"夫为针者，不离乎心。"

语言不通，并没有影响心与心之间的沟通。一根根小小的银针，化身为一座座沟通心灵的桥梁，把世界联结在一起。

"Dr. Lee，我还有一个小小的请求。"团长一挥手，两个随队官员走进了诊室。"他们都是我们代表团的成员，都有颈肩腰腿痛的毛病。他们听说我被您治好了，就都跟过来了。不过还没有来得及预约，Dr. Lee，您可否用神奇的针灸帮他们解决疼痛？"

望着患者恳切的目光，我无法拒绝。"没问题，只是要请他们稍等一会儿。"

"太好了！"那两位患者好像看到救星一样，迫不及待地想要体验一下神秘的东方"魔法"了。

亚美尼亚代表团团长写给李树明主任的感谢信

246

冬奥会是一个大舞台，冬奥村是一个小小的地球村。冬奥健儿在前方奋力争金夺银，为国争光。中医人在身后脚踏实地，用"针"心演绎着治愈和友谊的故事。

 冬奥圣火点亮志愿者心中的光——闭环一个月有感

星星之火，可以燎原。

北京冬奥会火炬就像一粒火种，寓意着中国之光温暖世界！

把个体放在冬奥会的庞大叙事里，是微不足道的存在。但每一位志愿者都是一把微小的火炬，在平凡的岗位上散发着光和热。

今天是2月18日，进入闭环整整一个月了。

闭环，除了楼下密不透风的彩钢板，好像也闭住了五官和七窍。忘记了时间，忘记了今天是星期几，只有上班、下班和休息，每天的日子都变得那么相似。我也从最初的紧张忙乱，逐步到小心磨合，再到自信工作。能为冬奥会医疗保障工作尽自己的一份力，是此生的无上荣光。

冬奥会是各国运动员同台竞技、增进友谊的大舞台。同样，中医人用"针"，也在精心演绎着"更快、更高、更强、更团结"的奥林匹克精神。

加油！

志愿者！

 闭幕式当天，为哥伦比亚旗手治疗腰痛

2月19日，闭幕式的前一天晚上，微信大群里照例发出了第二天的预约信息。组长说："李主任，明天有一位哥伦比亚的速度滑冰运动员专门约了您的针灸治疗。"

"是吗？"我愣了一下，没有印象啊，应该不是我的老患者。我又看了一眼预约表，没错，是新患者！难道是慕名而来的？

第二天上午10点整，患者如约而至。一问，果然是经人介绍来的。她听说中医针灸见效快，专门想来试试。

患者走起路来很别扭，腰直不起来。我为她仔细查体后发现，她是急性腰痛发作了，这种情况很适合针灸治疗。但是患者还有一个特别的情况，就是在今晚的闭幕式上，她要作为哥伦比亚的旗手率队进场。

这可怎么办？时间太紧张了。针灸治疗是讲疗程的，最少也得两三次才能取得最好的效果。

可是患者慕名而来，怎么能让她失望而归呢？何况她还要作为旗手参加极为重要的冬奥会闭幕式。

一定要把患者治好，晚上让她开开心心地参加闭幕式的狂欢！我在心里对自己说。

针灸取穴说来简单，其实不然。严格防疫要求下的针灸操作俨然变成了一种挑战。穿着密不透风的防护服，我笨拙地弯下腰，仔细寻找压痛点。

针灸和打靶很像。打靶讲究要瞄准，针灸亦是如此，要想提高疗效，找准穴位是必需的。失之毫厘，差之千里，可是双层手套严重影响了手指的触感。

"别急，要稳，要准。"我定了定神。准确地标记出压痛点，一个、两个、三个……

"凡刺之真，必先治神。"全神贯注之下，我的针准确刺中了压痛点的筋结！伴随着肌肉轻微的跳动，气血循环恢复畅通了。经过短短

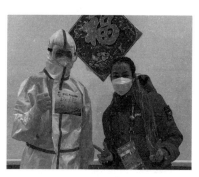

李树明主任为哥伦比亚运动员治疗腰痛

几分钟的治疗，当患者再次从诊疗床下来时，疼痛已经完全缓解了。

"太棒了！"

"Chinese acupuncture is a magic!"

"Thank you, Dr. Lee!"

望着患者欣喜的表情，我如释重负。不经意间，衣服已经被汗水浸湿了一大片。

冬奥会闭幕式随想

美好的时光总是转瞬即逝。转眼间到了冬奥会闭幕的时刻。

赛场上，冰雪健儿英姿飒爽，奋力拼搏。赛场外，综合诊所里的我们——"冬奥人"，拧成一股劲儿，全力以赴为奥运健儿撑起医疗保障的大伞。

北京冬奥会不仅是一场体育盛会，也是一场文化盛宴，它讲述着中医的故事，彰显着中医的风采，传递着中医的自信。

"It is a magic of the East!"这是我听到的对中医针灸推拿治疗最多的评价。

那个头戴护目镜、口戴N95口罩、手戴双层手套、身穿防护服、笨拙地蹲下身子、努力找准穴位、全神贯注地为患者施针的我；那位瑞士冰球名将第一次走进诊所尝试接受针灸治疗足跟痛时，一瞬间因疼痛缓解而露出的欣喜神情；俄罗斯官员因急性腰扭伤就诊，在"针出痛消"那一刻出现的畅快表情；还有亚美尼亚代表团团长在急性腰痛被我治愈后，伸出大拇指的那一刻……这些画面依然栩栩如生地在我眼前浮动，仿佛就像昨天刚刚发生的一样！

古老的中医，又一次展现出了它的魔力。小小银针会说话，它用"针"情实感，讲述了一个个精彩的中医故事。

小小银针化作片片雪花，融化在冰雪健儿的心中。

小小银针也是中国结，联结世界，收获友谊。

闭幕式的绚丽烟花，不是结束，更像是一个美好的开始。

中医以其独特的魅力和风采，自信地走向世界。世界也会感受到一个更加浩然博大的中国形象！

 为120急救中心的同事治疗腱鞘炎

在冬奥会和冬残奥会的转换期，按理说可以休息几天了，可还是经常有患者需要我出手相助，他们是我亲爱的同事和战友们。今天晚上吃饭时又遇到了120急救站的孔姐，前几天我刚给她治疗了大拇指的腱鞘炎。孔姐说已经好多了，手指头原来弯不了，现在可以自由弯曲，就是还有点疼。

针刀是治腱鞘炎的特效手段。原理是，通过针刀松开狭窄的腱鞘，让肌腱重新自由滑动，从而恢复手指的屈伸活动。还剩下的那点疼痛很好解决，这次不用扎针了，我按住痛点，让孔姐反复屈伸活动拇指。没两分钟，疼痛就缓解多了，孔姐觉得惊奇，没扎针怎么就好了？其实把局部的敏感点去掉，疼痛就好了。

疼痛是一个故事，我们为患者讲一个新故事，取代疼痛那个旧故事，疼痛就消失了。

冬残奥会开幕式随想

生命，是一场盛宴。

3月5日晚，我有幸和队友们在现场参加了冬残奥会的开幕式。开幕式上，有视觉障碍的运动员李端，作为最后一棒火炬手点燃了主火炬。文明之光、团结之光、和平之光闪耀在鸟巢。

"盲人点火，肯定会有困难，但只要坚持不懈，把困难挺过去，就没有咱中国人包括咱中国自强不息的残疾人做不成的事！"李端说。

"今天我的右手拿得低了一些，左手去比对时，（卡槽）底下也有点卡。因为看不见，稍有一点偏差，就不一定能顺利完成。但我还是很自信的，我又拔出来重试一下，费了点时间，但最终成功了！"

心眼相连。身体的缺憾没有阻隔残奥精神的传递。圣火在心底点燃，在心中燃烧，在胸中澎湃！

天行健，君子以自强不息。

身体的残疾，不是标签，只是我们不完美人生的一部分。拥抱它，接纳它，我们就能把他人眼中的弱点变成自己的力量之源，找到将自身能力发挥到极致的力量和途径。

志愿者的幽微之光，闪耀在冬奥村

闭环，构建了一个完全隔离的空间。作为一个创新举措，闭环管理保障了北京冬奥会的顺利举办。但完美闭环的背后，是志愿者的默默付出。

在闭环环境下，持续感受隔离感和压力感会引发身体对环境的不适应，甚至是对抗。伴随而来的，是身体旧疾复发。

我连续治疗了多位志愿者同事。面对这样的情况，中医针灸的优势显现了出来。针灸的身心同治，快速帮助志愿者解决了病痛。

医学是人学，医疗有温度。

在第一时间提供高水平的医疗服务的同时，中医人也在用火热的激情，谱写着一曲曲饱含人文情怀的生命赞歌。

一个意外，让我深深感受到了大家庭的温暖

3月12日早上刚起床，我不小心被椅子腿绊了一下，直接摔倒了。我自己吓了一跳。同屋的玉超队长反应迅速，一把扶起了我。后来回想起来，可能是头一天晚上没睡好，导致了这次小意外。

当天是我值班，刚到诊所，宣武医院、安贞医院的神经内科和心内科专家们就把我围了起来。专家们细致入微地对我进行问诊和检查，他们的专业和热心让我心里倍感温暖。

我的血压和心电图检查一切正常，医疗官还是迅速为我安排了安贞医院的专项检查。作为医疗队员，我有幸体验了一把冬奥速度和医疗绿色通道。

所幸，检查结果一切正常。

但大家庭的关爱，已经铭记在我的心中。

最是一年春好处——不是告别，而是一个崭新的开始

清脆的落锁声，标志着冬奥会医疗保障任务顺利结束。

雪花飞起。66天的医疗保障任务转瞬即逝，但我们结下的友谊和故事永恒绵长。在疫情防控的特殊环境下，我们竭尽全力，为全世界的运动员创造了最安全、最舒适的参赛环境。同时，医疗保障任务实

现了零感染和零投诉，我们创造了一个可以终身引以为傲的成绩。

赛场上，各国运动健儿挑战极限，而赛场下，为运动健儿保驾护航的正是我们这些医疗工作者撑起的健康保护伞。它有温度、有感情、有欢笑、有泪水，还有彼此的惺惺相惜。

文明因交流而多彩，因互鉴而丰富。

中医，作为中华传统文化里的一颗明珠，在奥运赛场上熠熠放光。"Nice Chinese medicine! Nice acupuncture! Thank you very much!"这是外国友人对中医发出的评价。

实际上，中医和西医，都是服务人体健康的大学问。就如京剧和芭蕾舞一样，虽然是不同的艺术，但都给人带来了美的享受。

各美其美，美美与共，天下大同。

雪花会融化，但这冰、这雪、这情谊之心、友爱之"针"，还有志愿者的微光，将会长久地留在人们心里。

我们很快将回到各自的工作岗位，但追求卓越的奥运精神，已经深深植入每个人的内心。漫天的雪花里，也留下了我们的冬奥印记。

春水初生，春花初盛。愿我们都像种子一样，一生向阳，随万物生长。

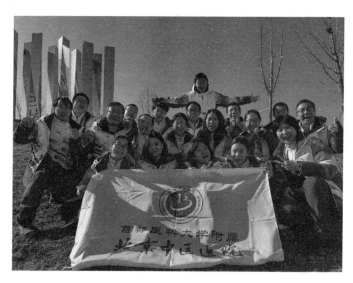